ジェネラリストのための
症候からみる
眼疾患

著　石岡みさき
みさき眼科クリニック院長

序文

眼科は他科ドクターから見るとブラックボックスのような世界らしく，色々な器械による検査をしないと何もわからないように見えるようです。とは言うものの，私が医者になった頃には細隙灯（スリットと呼ばれている，診察室に必ずある器械です）がない眼科もあったのです（何年医者やってるんだ！　と驚かれそうですが，平成の初めはそうだったのですよ，本当に）。なので，問診と肉眼でも，ある程度のことはわかると言えます。もちろん各種検査が進化し新しいこともどんどんわかってきており，それだけに眼科が専門化しているわけですが，少なくとも「これは眼科疾患だ」「救急と思われる」ということは，眼科以外でも，そして細隙灯がなくてもわかるはずです。

本書執筆にあたっては，訓練を積まずに，お金もかけないで（高額な機器を買わない，という意味です），眼科に紹介するタイミングを見つける，あるいは自分でなんとか診療する，ということができるような内容にしています。そして症候から診断がつくような流れを作っていますので，目の前に患者さんが来てから慌てて読んでもなんとかなるはずです（なんとかして下さいね！）。

本来この教科書は眼科以外のドクター向けに書きましたが，もし眼科に進もうという方が手に取ってくれたのであれば，初めて外来に出たときの戸惑いを今でも思い出せる私からのメッセージとなるでしょう。一般的な眼科の教科書では解剖から始まり各論では部位別疾患の説明が載っていますが，目の前の患者さんの訴えがどこに相当するのかわからないことも多いと思います。どの教科書を読めば良いのか，そしてどう考えても教科書の厚みを見ると明日の診療に間に合わない！　というときの助けになるような入門編として使って下さい。通常の教科書とは異なるアプローチになっています。

日常診療では，問診，検査結果，診察，という内容を総合して診断していますが，今回の執筆はその眼科診療という過程を新たな面から見直す作業となり（疾患を裏返してみるような感覚でした），非常に楽しかったです。その結果できあがったものが皆様のお役に立てばとても嬉しいので，ぜひ読んでみて下さい。

2019年2月　　　　著者

目次

第I章 総論

1 基本診察 2

2 眼に現れる内科疾患 12

3 内服薬などによる眼の副作用 23

4 眼底に見えるもの 31

第II章 症候別各論

1 「眼に何か入りました」 40

2 「眼をぶつけました」 43

3 「眼が赤いんです」 46

4 「眼が痛いんです」 56

5 「眼が乾きます」「眼がかゆいんです」 66

6 「涙があふれます」 72

7 「眼の表面に何かあります」 78

8 「コンタクトレンズで眼が痛くなりました」 85

9 「まぶたや目玉がおかしいんです」 89

10 「見えにくくなりました」 99

11 「見え方がおかしいんです」 106

索引 115

あると良いものリスト

機器

初級編	フローレス®眼検査用試験紙	眼表面，涙の状態をチェックするために。
	ブラックライト	フルオレセイン染色を見やすくするために。
	視力表あるいはアプリ	スマートフォンのアプリを使う場合，老眼鏡が必要な人がいることに注意（だいたい40歳以上）。
	睫毛鑷子	睫毛乱生抜去や眼脂を採取するときに。
	パンオプティック™検眼鏡	直像鏡がうまく使えない場合に。

中級編	眼圧計	仰臥位でも測定できるポータブルがおすすめ。
	pH試験紙	液体が眼に入った場合にアルカリ性なのか酸性なのかをチェックするために。
	簡易フリッカー（フリッカーミニⅡ）	視神経疾患の診断のために。
	スポイト	ハードコンタクトレンズがはずれないときに。
	涙洗針	涙道閉塞の診断や，慢性涙嚢炎の治療に。
	ディフクイック®と顕微鏡	中央検査室がないときに，結膜炎の診断のため，眼脂をギムザ染色するために。
	アレルウォッチ®涙液IgE	アレルギー性結膜炎の診断のために。

薬品

初級編	点眼麻酔	オキシブプロカイン塩酸塩（ベノキシール®）
	抗菌薬	レボフロキサシン水和物（クラビット®）1.5%点眼，オフロキサシン（タリビッド®）眼軟膏
	角膜治療薬	0.1%ヒアルロン酸ナトリウム（ヒアレイン®）
	人工涙液	ソフトサンティア®（市販薬）

中級編	ステロイド	0.1%フルオロメトロン（フルメトロン®），プレドニゾロン酢酸エステル（プレドニン®）眼軟膏
	非ステロイド性抗炎症薬	プラノプロフェン（ニフラン®）
	抗アレルギー薬	オロパタジン塩酸塩（パタノール®）
	ドライアイ治療薬	ジクアホソルナトリウム（ジクアス®），レバミピド（ムコスタ®）
	角膜治療薬	0.3%ヒアルロン酸ナトリウム（ヒアレイン®）
	ヘルペス治療薬	アシクロビル（ゾビラックス®）眼軟膏
	抗緑内障薬	ピロカルピン塩酸塩（サンピロ®）

年代別疾患のイメージ

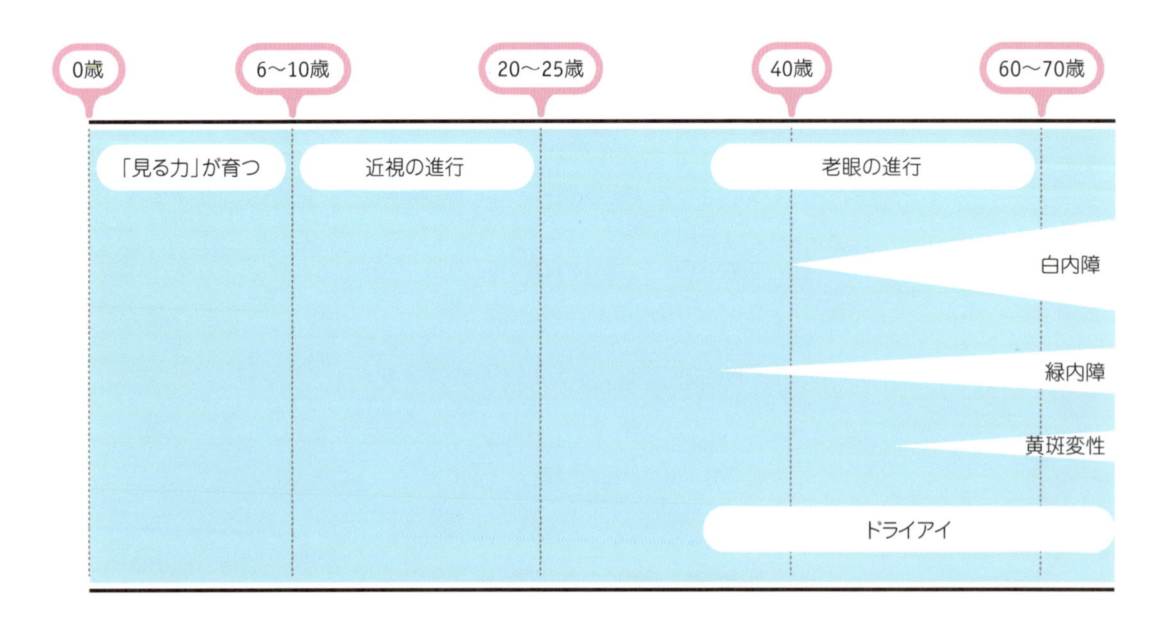

1 視力

- 生後から6歳（遅くとも10歳）までは視力が成長する時期。
- この時期に両眼が同じようによく見えていないと，成人してから矯正しても視力が出ない「弱視」になる可能性がある。
- その後，成人するまで近視化していく。眼鏡を使用していれば度数変更が定期的に必要となる。
- 近くにピントを合わせる調節力は子どもの頃から低下していくが，手元が見えにくくなる老眼年齢となるのは40歳前後から。

2 白内障

- 水晶体の濁り。
- 加齢によるものがほとんどである。
- 初期白内障（手術がまだ必要ではないという意味）は50歳代では50％程度，80歳以上では100％見られると言われているが，手術が必要となる時期は個人差が大きい。
- 視力低下，羞明などの自覚症状が出る。
- 治療は手術が基本であり，ほとんどが日常生活に支障が出てから行うことで問題なし。

3 緑内障

- 40歳以上の約5%，70歳以上になると約10%に見られる。
- 男女比は，男＝女。
- 視神経が死んでいき，いったん死んだ視神経は再生不可能。
- 日本人は眼圧の上がらない開放隅角緑内障が多く，点眼治療が主体となる。
- 自覚症状が出にくいため，眼底写真などによる早期発見が必要。

4 加齢黄斑変性

- 50歳以上の1%前後に見られる。
- 男女比は，男＞女。
- 視野の中心がゆがむなどの自覚症状が出る。
- 抗VEGF抗体の硝子体内注射で治療できるタイプがある。

5 ドライアイ

- 40歳以上で10～20%，オフィスワーカーに限ると半数以上に見られる。
- 男女比は，男＜女。
- 眼の乾燥感に限らず，視力低下，異物感，疲れなどの不快感を生じる。
- 基本は点眼治療。涙点プラグなどの処置もある。

第I章

総論

第I章 総論

1 基本診察

1 問診で特に聞いておいたほうが良いこと

■ 糖尿病(罹患期間，コントロール状態)，高血圧についてはもちろんだが，特に眼科と関連のある項目を挙げる。

1 コンタクトレンズ使用の有無

■ 充血，眼脂，痛みの原因がコンタクトレンズの誤装用(長時間入れていた，入れたまま就寝した，消毒薬を中和しなかった，など)の場合がある。

2 眼科手術歴(白内障，角膜移植，近視矯正のレーシックなど)

■ 眼科手術後の眼球周囲打撲は早めの眼科受診を勧める。白内障の眼内レンズが脱出する，角膜移植片やレーシックの角膜フラップがはずれることがあるためである。

急 ■ 視力が低下していれば至急眼科へ。

3 溶接，スキー，日焼けサロン

■ 電気性眼炎の原因となる(第II章4「眼が痛いんです」参照)。

4 原疾患としての眼科疾患(円錐角膜，水疱性角膜症)

専 ■ 円錐角膜：急性水腫と呼ばれるデスメ膜の破裂による角膜浮腫が起きることがあり，突然角膜が真っ白になり視力が低下するが緊急性はない。自然吸収を待つ。コンタクトレンズのフィッティングが変わることがあるので，患者が困っていれば眼科へ。

■ 水疱性角膜症：角膜内皮の減少により角膜が浮腫状になり角膜移植の適応となる。角膜上皮の水疱が破れ，角膜上皮びらんとなることがあり，痛みを伴う。上皮が再生すれば問題ないが，1週間以上治らないなら眼科へ。

- どちらも原疾患の診断を他科で行うのは無理だが，患者本人が病名を把握していることがほとんどである（あるいは角膜移植の待機中）。

5 内服薬

- 抗癌剤，インターフェロン，ヒドロキシクロロキン，ステロイド剤など眼科領域の副作用が出る薬剤，眼瞼痙攣の出る薬剤，中毒性視神経症の出る薬剤などは，第Ⅰ章3「内服薬などによる眼の副作用」参照。

6 中心静脈栄養（IVH）の既往

- 真菌性眼内炎が起きることがあり，飛蚊症，視力低下，充血，眼痛が出る。
- 専 血液培養やβ-D-グルカンなど血清学的検査から真菌感染の証拠が一度でも得られた場合は，たとえ眼科的な訴えがなくても眼科医による眼底検査が必要とされている[1]。

7 膠原病，骨髄移植の既往

- 膠原病にSjögren症候群が合併し，ドライアイとなることがある。
- 他家造血幹細胞移植後の半数以上に移植片対宿主病（graft versus host disease：GVHD）の症状である重症ドライアイが起きる。病態はSjögren症候群と同じ涙腺破壊。
- 専 眼の痛み，乾き，視力低下，羞明の訴えがあれば眼科へ紹介（ドライアイ用の点眼が効果を上げれば良いが，重症ドライアイの場合，涙点プラグなどの処置が必要となることが多い）。

8 甲状腺疾患

- 様々な眼症状が出る（第Ⅰ章2「眼に現れる内科疾患」参照）。

2 フルオレセイン染色

1 染色方法

- 蛍光色素を用いて角膜，結膜，涙の状態を見る方法。
- 眼表面の診察には必須。
- フローレス®眼検査用試験紙に人工涙液（ソフトサンティア®など）を1～2滴たらし，水気を切ってから下眼瞼に触れる（図1）。
- 眼科の診察ではもとの涙液量を知りたいため，余分な水分は入れずに診察するのが望ましいが，染色目的だけであれば水分量が多めになっても問題はない。

- 細隙灯ではコバルトブルーフィルターを使った青い光で診察する（図2）。

2 ブラックライトを用いた方法

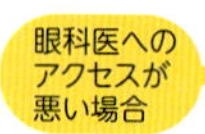

- 蛍光色素を発光させるブラックライトを使うこともできる。
- 角膜上皮はもちろん，結膜上皮の状態もチェックできる（図3，4）。
- ソフトコンタクトレンズが眼表面に残っている可能性がある際に，フルオレセインで染色するとわかりやすくなる（図5）。
- ブラックライトの光源は雑貨店などで購入可能。本来医療用ではなく，また紫外線であるため，医師の裁量のもと短時間で検査するようにする。なお，今回のブラックライトを用いた症例写真は細隙灯がなくても診療できることを示すためにすべてスマートフォンで撮影している。

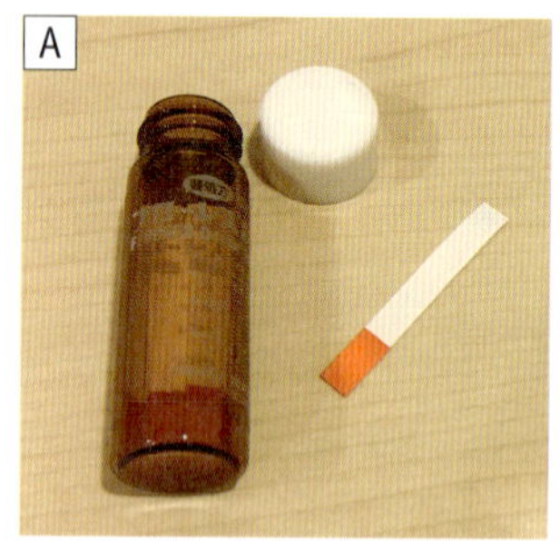

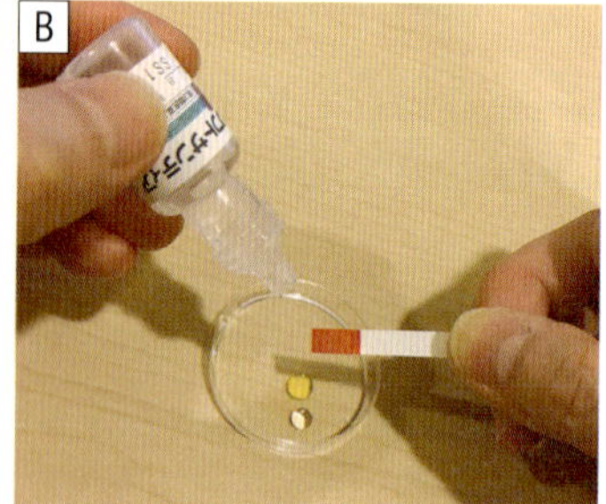

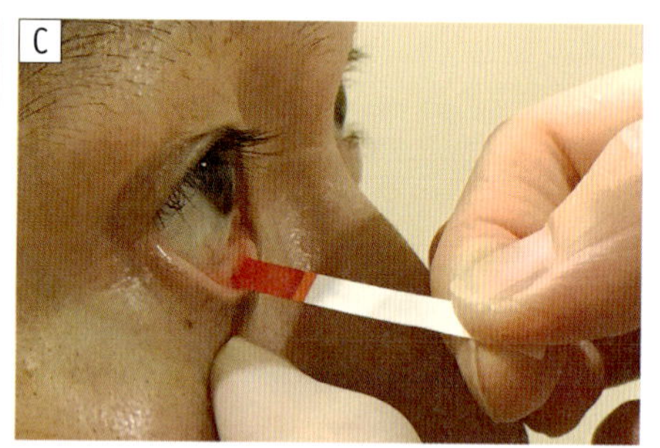

図1　フルオレセイン染色の方法

A. フローレス®眼検査用試験紙。色つきの部分が蛍光色素。
B. 人工涙液などの点眼を色素部分に滴下して水気を振り切る。
C. 下眼瞼の眼瞼縁に触れるだけで十分だが，眼瞼結膜に触れても問題ない。

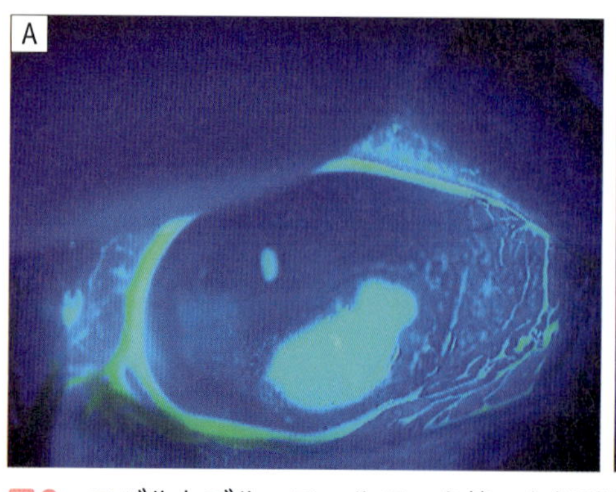

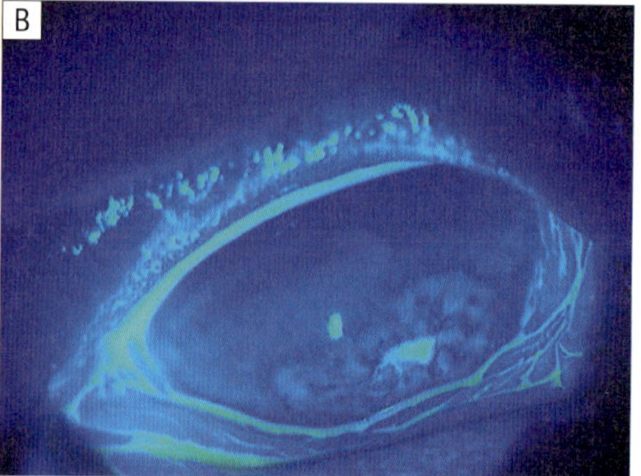

図2　コバルトブルーフィルターを使った細隙灯で診察した角膜上皮びらん

A. 上皮びらん部分がフルオレセインで染まっている。
B. 数日後に染まる部分が小さくなっていることがわかる。

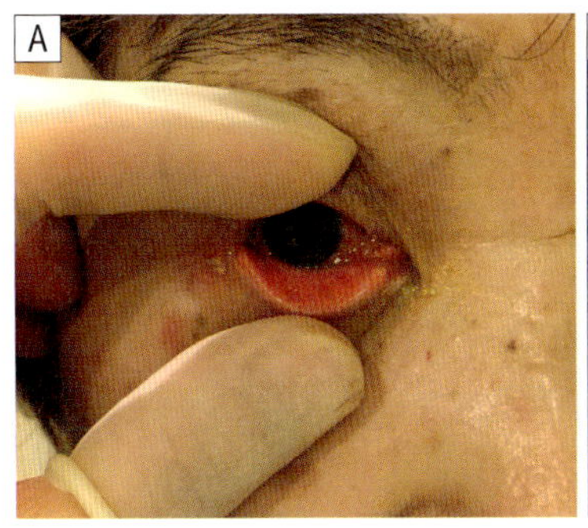

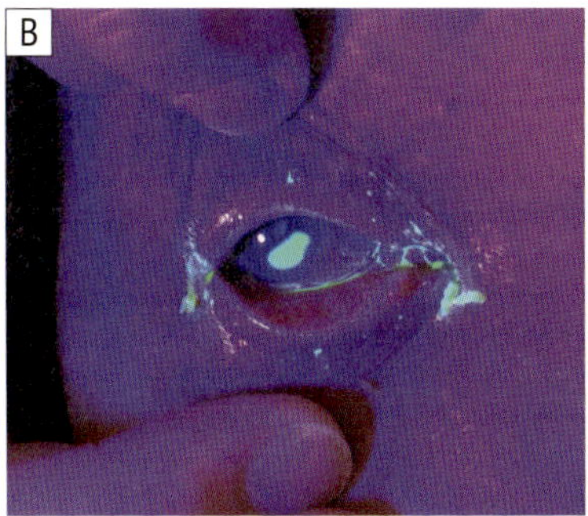

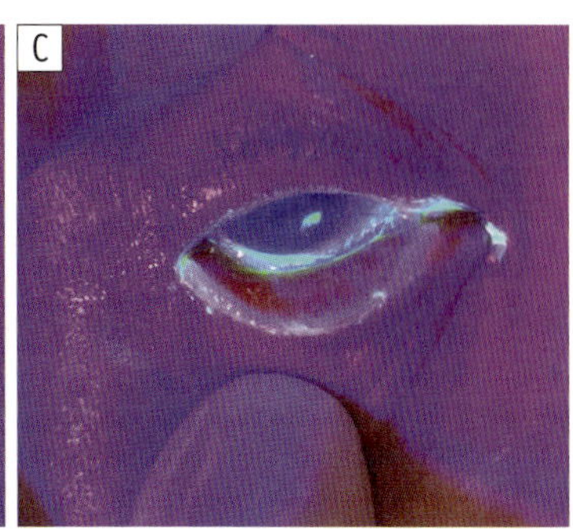

図3　図2と同一症例の角膜上皮

A. 室内光ではフルオレセイン染色はわかりにくい。
B. 2A，3Aと同日に染色後，ブラックライトをあてて撮影。上皮びらんの染色がはっきりと見える。
C. 2Bと同日にブラックライトで撮影。上皮びらんが小さくなっていることもわかる。

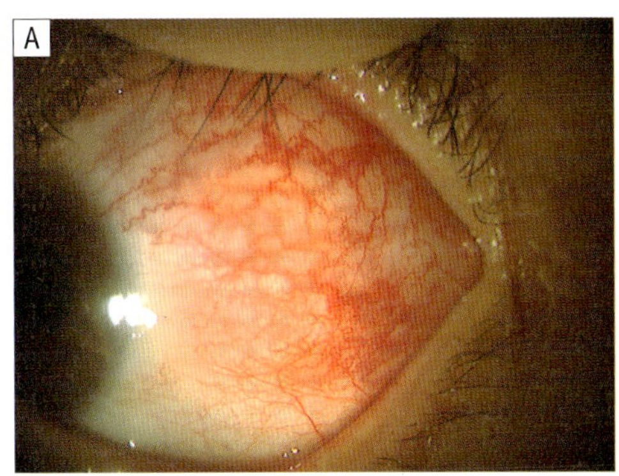

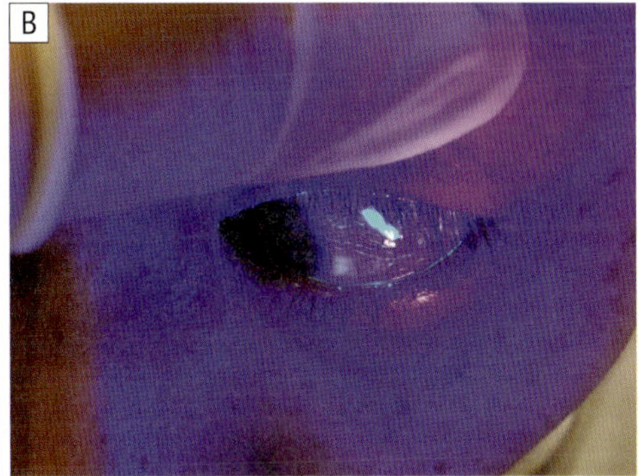

図4　結膜上皮びらん

A. 白色光では結膜充血のみが見えている。眼科の細隙灯で見るとピントの合いにくい部分があり，結膜びらんを疑うことができる。
B. 染色後，ブラックライトで見るとびらんがあるのがわかる。充血の訴えで受診しているが，おそらく指先などが眼に入ったことが原因と考えられる。

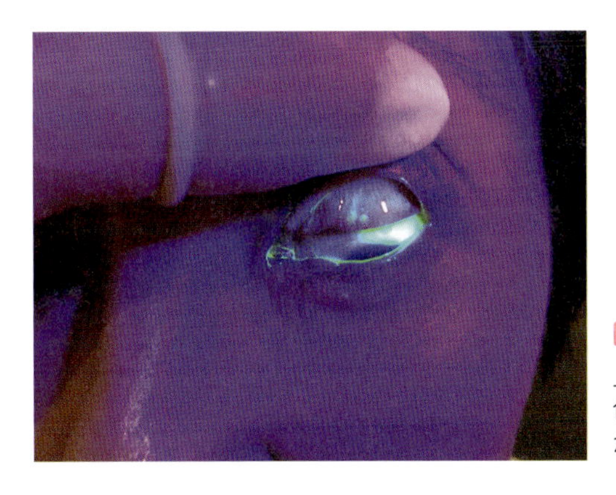

図5　結膜嚢に入っていたソフトコンタクトレンズ

上眼瞼を翻転してレンズが出てきたところ。フルオレセイン染色するとレンズ自体が蛍光を発するようになり肉眼でもわかるが，ブラックライトでよりはっきりと見えるようになる。

3 眼底検査

1 直像鏡

- OSCEの実習項目にもあるものの，眼底が見えるようになるまで習熟が必要。
- 見えるのは視神経乳頭から黄斑部程度まで。糖尿病網膜症には眼科での散瞳検査が必要であり，緑内障発見には眼底写真のほうが向いている。

2 パンオプティック™検眼鏡（図6）

- 習熟しなくともすぐに眼底が見える眼底鏡。
- 見える範囲は直像鏡よりやや広い。
- コバルトブルーフィルターも使えるため，フルオレセイン染色の診察が可能。
- 図6のように被検者との距離もあるため圧迫感が少なく，検査しやすい。
- アタッチメントで写真も撮れるが，まだ改良の余地あり。

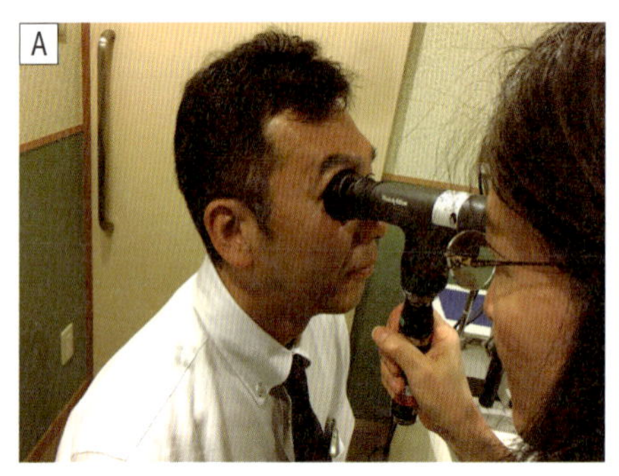

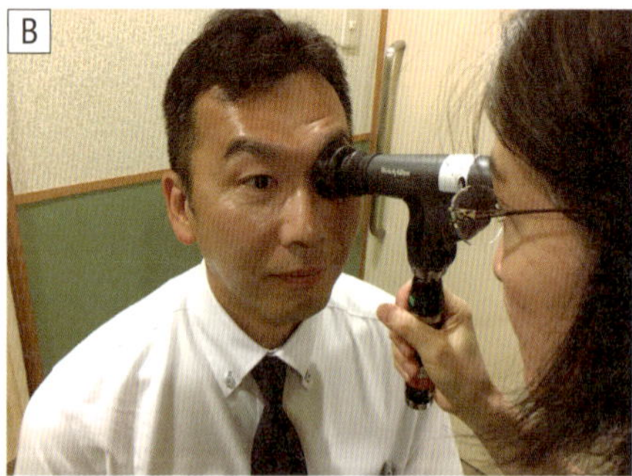

図6　パンオプティック™検眼鏡

本図では撮影のため明室にしているが，実際は暗室で行う。写真でわかるように，検者の利き目のみで検査を行うことができ，使いやすい（直像鏡は検者の両眼を使う必要あり）。
A. 被検者の右眼を診察中。
B. 被検者の左眼を診察中。

4 上眼瞼翻転のしかた

- 上眼瞼の裏に異物が入った場合，翻転しないと出てこないことが多い。
- 片手で行う場合（図7）：下を見てもらい，眼瞼内の瞼板をひっくり返すように眼瞼を持ち上げつつ，眼瞼中央を奥に押し込む。手を離すと翻転した眼瞼は戻ることが多いが，戻らないときは上を向いてもらうと戻る。
- 両手で行う場合（図8）：翻転が難しい場合，硝子棒や綿棒を補助に使う。補助しても難しい場合には，睫毛を引っ張るとよい。

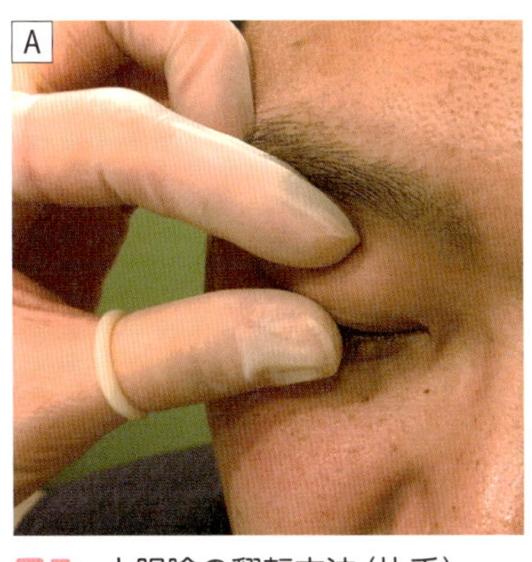

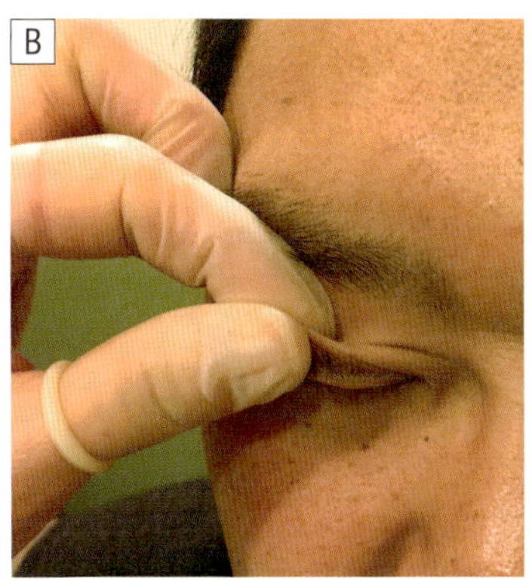

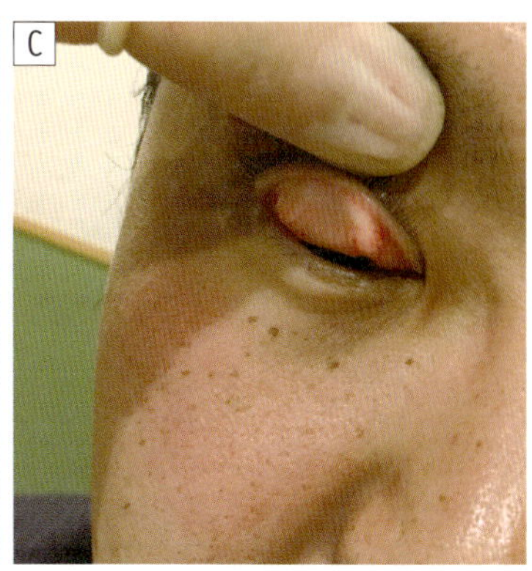

図7　上眼瞼の翻転方法（片手）

A. 下方視させ，眼瞼縁に平行に人差し指と親指を当てる。
B. 眼瞼をひねるような感じで翻転する。
C. 翻転させた上眼瞼は押さえておかないと戻ることが多い。

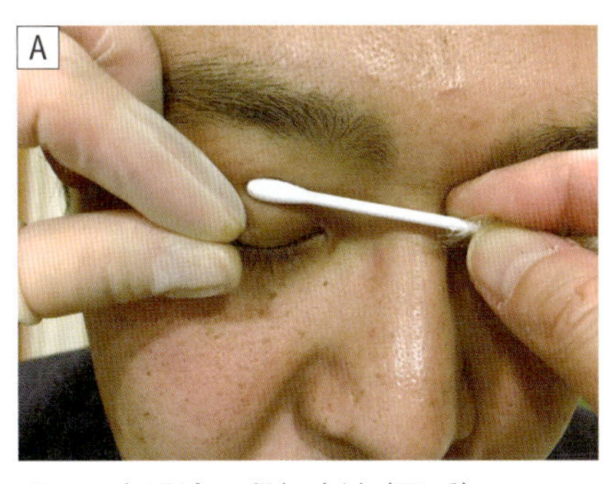

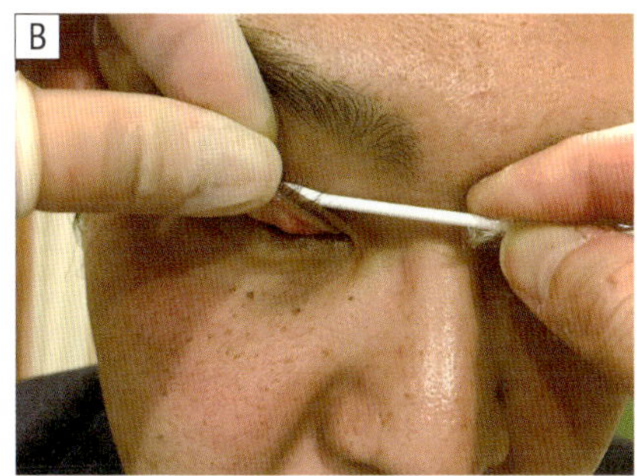

図8　上眼瞼の翻転方法（両手）

A. 図7の方法が難しい場合，硝子棒や綿棒を瞼縁に平行に当てると翻転しやすくなる。
B. それでも難しい場合は睫毛を引っ張ると翻転できる。

5　眼球運動

- 眼球運動の正常範囲を図9に示す。
- 眼球運動制限のある場合，図10のような記録を録る。下方視の際には上眼瞼を挙げてチェックする。
- 正面視で眼球が正常位置にあるかどうかは，両眼に正面から光を当て角膜反射が瞳孔中央にあるかどうかで判定する（Hirschberg法，図11）。
- 6つある外眼筋が眼球運動を起こすが，表1の神経支配を知っていれば眼球運動制限と眼位から，麻痺した神経がわかる。
- 動眼神経麻痺：上下転障害，内転障害による外斜視。
- 外転神経麻痺：外転障害による内斜視。
- 滑車神経麻痺：下転障害による上斜視，内方回旋障害による外方回旋斜視。

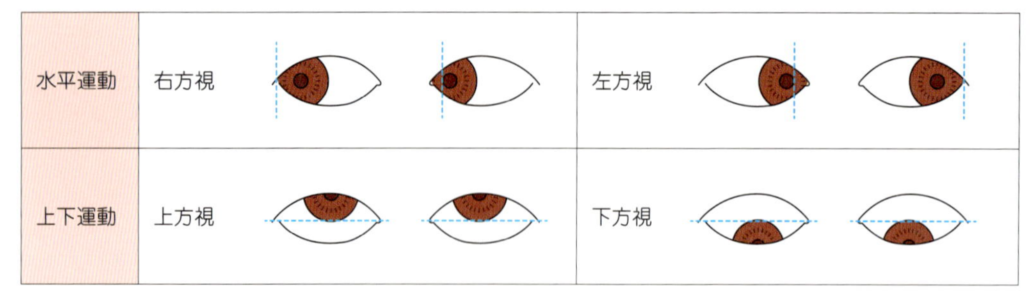

図9　眼球運動の正常範囲

内転：瞳孔内縁が上下の涙点を結ぶ線まで達する。
外転：角膜外縁が外眼角に達する。
上転下転：角膜上下縁が正中を越える。

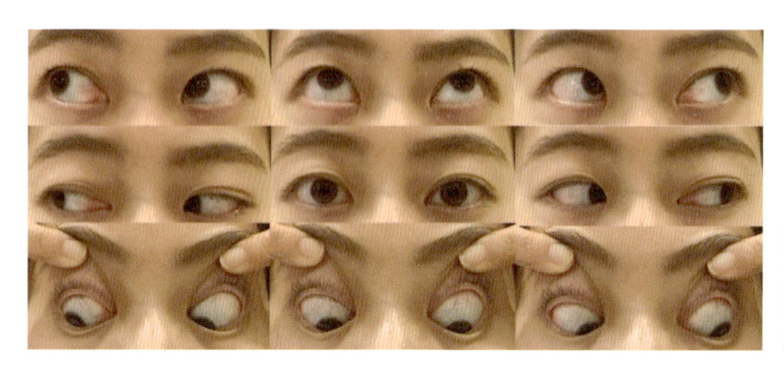

図10　9方向眼位検査記録

正面視，上下，内外に加えて斜め方向の内上方，外上方，内下方，外下方の9方向の眼位を記録する。

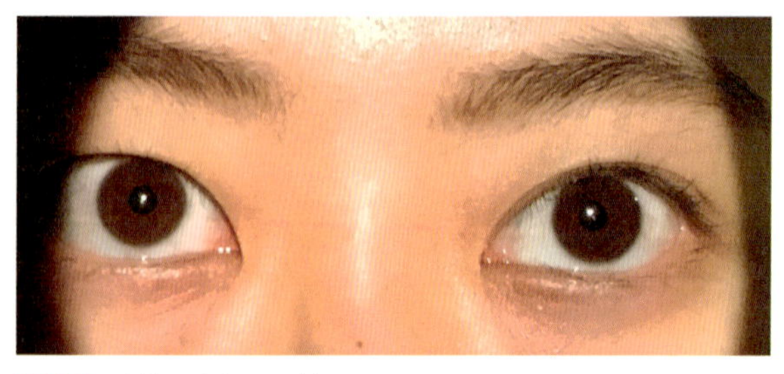

図11　Hirschberg法

暗室で正面より光を当て，その反射が角膜中央に見られれば眼位は正位にある。

表1　外眼筋の神経支配

動眼神経	内直筋，上直筋，下直筋，下斜筋
外転神経	外直筋
滑車神経	上斜筋

6 swinging flashlight test

- 一眼の求心路障害を見つけ出す検査。
- 暗室で明るい光源を使い，左右交互に光を1秒以上眼に当てる。
- 光を当てた眼が散瞳すれば異常（正常では縮瞳）であり，RAPD（relative afferent pupillary defect）陽性となる。

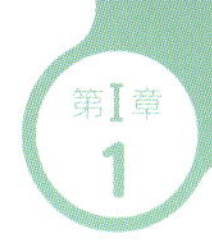

- 視神経炎に独特の反応ではない。広範囲に網膜が障害されているときにも陽性となる。
- 両眼が同等に障害されていると陽性にならない。

7 点眼麻酔の使い方

- オキシブプロカイン塩酸塩(ベノキシール®)を使用。
- 表面麻酔であり，角結膜の検査や処置に使われる。
- 痛みで開瞼できないときのほか，コンタクトレンズが取れないときにも役立つ。
- 患者の訴える異物感の診断に使える(点眼麻酔をして異物感が消失すれば，原因が眼表面にあると判断できる)。
- 眼瞼皮膚には麻酔効果なし。
- 効果発現に15秒程度かかり，麻酔効果は15分程度持続する。
- 点眼時に刺激感を伴う。
- 常用していると角膜上皮障害が出ることがある。患者には渡さない

8 眼内炎症の検出方法

1 finger-to-nose convergence test[2)]

- 近くを見るときに縮瞳することを利用して，患者自身の腕を伸ばし人差し指の先を見ながらゆっくり近づけるテスト。虹彩炎があると縮瞳時に痛みを感じることから，痛みが出れば陽性＝虹彩炎あり，となる。

2 Au-Henkind試験[3)]

- 患眼を閉じて手で遮光し，健眼にライトを当てる。患眼に痛みを感じると陽性＝虹彩炎あり，となる。

9 眼圧のチェック方法

- 急 40mmHg以上は救急対応が必要と考え眼科へ。
- 非接触型眼圧計(風圧で測る眼圧計)は誰でも測定できる(ドックや健診を行っていれ

ば施設にあるはず)。

- 眼圧測定の必要性が高いのであれば，手持眼圧計が往診でも使用でき，お勧めだが，仰臥位では測定できない眼圧計もあるので注意する。
- 触診でも眼圧は推測できる。軽く眼を閉じてもらい左右の人差し指で交互に押す(図12)。硬さにより眼圧を判断する。緑内障発作の眼圧上昇の診断に役立つ。
- ハードコンタクトレンズ装用中は眼圧測定できないが，ソフトコンタクトレンズでは可能(測定値がやや高めに出ることに注意)。

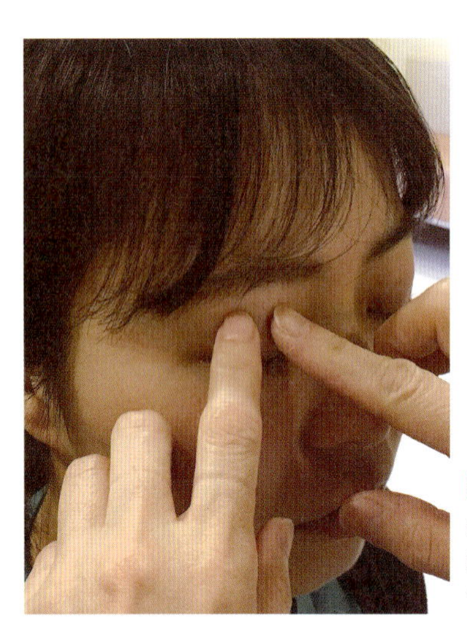

図12　眼圧触診法

軽く閉瞼してもらい，2本の指で交互に軽く押して眼圧を推測する。緑内障発作で眼圧が高い場合は硬く触れる。

10 弱視

- 視力は生後より6歳(おそくとも10歳)までに成長を終える。
- この時期に両眼が「同じように」，「良く」見えていないと，成人してから矯正しても見えない眼＝弱視になる可能性がある。
- 強い遠視，近視，乱視，左右の度数の差が大きい，斜視，形態覚遮断(先天白内障，眼瞼下垂，眼帯など)が原因となる。
- 乳児の場合，興味をひくものを見せて両眼，そして片眼で見ているかどうかをチェックする。
- 中心固視を安定して持続できればまず問題ない。
- 片眼を隠したときに嫌がるのなら視力に左右差がある可能性大。
- 専 4歳になる頃に眼科で視力検査を受けることは，小児全員にお勧めである。
- スポットビジョンスクリーナー®という屈折状態，斜視をスクリーニングできる機器もある。

文献

1) 深在性真菌症のガイドライン作成委員会, 編：深在性真菌症の診断・治療ガイドライン2014. 協和企画, p26-7, 104.

2) Talbot EM：A simple test to diagnose iritis. Br Med J. 1987；295(6602)：812-3.

3) Au YK, et al：Pain elicited by consensual pupillary reflex：A diagnostic test for acute iritis. Lancet. 1981；2(8258)：1254-5.

第I章 総論

2 眼に現れる内科疾患

1 糖尿病

1 網膜症 専

- 毛細血管瘤，網膜出血（点状，斑状，線状），硬性白斑，網膜浮腫，軟性白斑，静脈異常，新生血管（網膜上，乳頭上），網膜前出血，硝子体出血，増殖性網膜症，牽引性網膜剝離，と進行していく。
- 眼科医による散瞳検査が必要。網膜症がまだない時から1年に1回は受診を勧める。

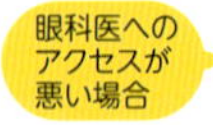

- 眼底カメラで撮影し，点状出血，硬性白斑が1つでもあれば眼科へ紹介する。
- かなり進行していても自覚症状はないことが多い。
- 網膜症の発症，進行はHbA1cと相関することが知られている[1]。

2 虹彩炎

- 網膜症は必ずしも伴わない。
- 原因不明の虹彩炎を見たら糖尿病を鑑別診断に挙げる。

3 白内障

- 比較的若い人（50歳代以下）の白内障発症（特に後嚢下白内障）は糖尿病が原因のことがある。

4 緑内障 専

- 網膜症が進行し新生血管がみられる状態の頃，血管新生緑内障となることがある。
- 光覚なしの失明眼であっても，痛みが出るために治療する。

5 麦粒腫，眼瞼炎

- 再発が多い場合，易感染性の原因の1つとして糖尿病を考える。

6 角膜上皮びらん

- 上皮の接着が悪くなり，びらんを起こしやすくなる。

7 眼筋麻痺

- 動眼>外転>滑車神経麻痺（第II章11「見え方がおかしいんです」参照）の順に多い。

8 虚血性視神経症

- 原因の1つに糖尿病がある。

2 高血圧，動脈硬化

- 細動脈の狭細化，動静脈交叉現象，軟性白斑，網膜出血，網膜浮腫，視神経乳頭浮腫のほか，動脈硬化に関連して網膜動脈閉塞症，網膜中心静脈閉塞症，虚血性視神経症がみられる（第II章10「見えにくくなりました」参照）。
- 高血圧硬膜症も自覚症状に乏しい。
- 視力低下があれば眼科へ。

3 透析中

- 腎性網膜症の症状として，網膜出血，網膜浮腫，白斑がみられる。

4 尿細管間質性腎炎

- 薬剤性が知られているが，ぶどう膜炎を合併することがある。

5 甲状腺疾患

- 甲状腺疾患に伴い様々な眼症状がみられ，甲状腺眼症と呼ばれる。
- 甲状腺眼症は甲状腺機能異常より先に発症することもあり，また甲状腺機能とは無関係に変動し，甲状腺機能低下症でも出ることがある。
- 甲状腺機能を正常化しても治らないことが多いため，眼症に対しての治療が必要。
- 甲状腺疾患は女性に多いが，眼症が悪化するのは男性に多い。
- 喫煙も悪化因子とされる。
- 重症筋無力症を合併していることがある。

1 症状

- 複視：外眼筋の肥大，線維化，癒着による眼球運動障害のために起きる。頻度は下直筋>内直筋。
- 視神経障害：外眼筋が視神経を圧迫し，うっ血乳頭，視神経萎縮となることがある。
- 眼球突出：脂肪組織の増生による眼窩内圧の上昇のために起きるほか，睫毛内反，眼圧上昇の原因にもなる。両眼に同等に起きないこともあり，健眼側の眼瞼下垂と間違われることがある。
- 眼瞼腫脹：脂肪組織の脱出による。
- 上眼瞼後退：甲状腺ホルモンがカテコールアミンの作用を増強し，ミュラー筋が収縮するために起きる。
- 特徴的な症状として，Dalrymple徴候，Graefe徴候がみられる（図1）。
- 角結膜障害：眼球突出による閉瞼困難で兎眼になり起こるものと，上輪部角結膜炎（第Ⅱ章5「眼が乾きます」「眼がかゆいんです」参照）と呼ばれるドライアイなどがみられる。

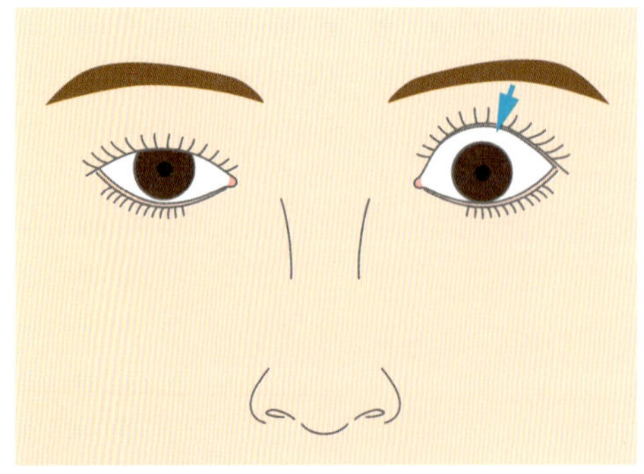

Dalrymple徴候
正面視で角膜上方に強膜が見える。

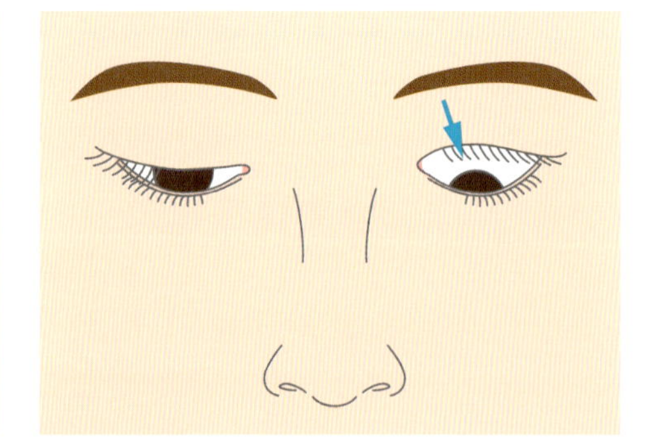

Graefe徴候
下方視で上眼瞼が下がらず角膜上方に強膜が見える。

図1　上眼瞼後退に特徴的な症状

2 検査

- 甲状腺ホルモン（T3，T4，FT3，FT4，TSH）のほか，TSH受容体抗体*1の測定が推奨されている（眼症状があっても20％程度は甲状腺機能亢進症を呈さないため）。
- 外眼筋の肥厚は画像診断による。

＊1：TSH受容体抗体（TSH receptor antibody：TRAb）：TBII（TSH-binding inhibitory immunoglobulin），TSH刺激性受容体抗体（thyroid stimulating antibody：TSAb），抗サイログロブリン抗体（anti-thyroglobulin antibody：TgAb），抗TPO抗体（anti-thyroid peroxidase antibody）

3 治療[2)]

- 角結膜障害に対してはドライアイ用点眼で対処するが，その他の眼症状に対してはステロイド剤（局所，全身），放射線照射，眼瞼手術，斜視手術，眼窩減圧術などを検討するため，専門としている眼科へ紹介する。
- 悪化してからの治療は難しいため，甲状腺眼症がある場合は早めの紹介を。

6 重症筋無力症

- 神経筋接合部にある分子に対して抗体産生が生じ，神経筋伝導障害が起こるため筋力低下，易疲労性が出現する疾患。
- 眼科領域での症状は眼瞼下垂と複視である。このタイプの症例（眼筋型）は甲状腺眼症の合併が多い。

1 診断

- 通常の外来で簡単にできる診断としては，以下の方法がある。
  ①上方注視負荷テスト：1分程度上方視をさせ，眼瞼下垂，複視が悪化すれば陽性。
  ②アイスパックテスト：下垂している眼瞼を保冷剤などで冷却し，2分後に2mm挙上すれば陽性。
- 採血では抗アセチルコリン受容体（AChR）抗体を調べ，これが陰性の場合のみ抗筋特異的チロシンキナーゼ（MuSK）抗体検査が保険適用となる。しかし眼筋型ではどちらも陽性率が全身型より低い。

2 治療

- 抗コリンエステラーゼ薬，ステロイド剤内服。

- 胸腺腫があれば摘出を検討する。
- 疑ったら専門外来へ。

7 血液疾患

1 貧血

- 網膜出血，Roth斑，白斑，網膜浮腫などがみられる。原疾患の治療を行う。

2 白血病

- 網膜出血，硝子体出血，Roth斑，綿花様白斑，網膜静脈閉塞，毛細血管瘤，網膜新生血管が，また腫瘍が浸潤した症状（後述）がみられる。
- 原疾患の治療を行い，静脈閉塞による視力低下の症状がある場合は眼科的治療も行う。

3 HIV感染

- 微小血管障害による網膜白斑，網膜出血，Roth斑（これらは治療不要），日和見感染によるぶどう膜炎がみられることがある。

8 感染性心内膜炎

- 球結膜下出血とRoth斑がみられる。

9 悪性腫瘍

- 眼窩への転移では眼球突出，眼球運動障害，複視，眼球陥凹などの症状が，脈絡膜への転移は隆起性病変としてみられる。
- 男性では肺癌，女性では乳癌の転移が多い。
- 以下，症候としてまとまって現れるものを記載する。眼科としての治療はないことがほとんどである。

1 Horner症候群

- 交感神経路の様々な部位の障害で起こる。

- 片眼の縮瞳，同側の眼瞼下垂，下眼瞼挙上がみられる。

2 上眼窩裂症候群

- 上眼窩裂を通過する動眼，滑車，外転，交感，三叉神経第1枝の複合神経麻痺を起こす。
- 全外眼筋麻痺と三叉神経第1枝の知覚低下がみられる。

3 眼窩先端症候群

- 上眼窩裂から眼窩先端部に病変が及ぶと，上眼窩裂症候群の症状に加え視神経も障害され，視力が低下する。

4 癌性視神経症

- 癌細胞の視神経への浸潤で起きる。
- 白血病が原因のことが多い。
- 視神経乳頭腫脹，視力障害がみられ，RAPD（relative afferent pupillary defect）陽性となる。

5 白血病

- 網膜へ浸潤すると，Roth斑，網膜血管の白鞘化，静脈周囲炎，脈絡膜に浸潤すると網膜色素上皮症や漿液性網膜剝離が生じる。硝子体混濁がみられることもある。
- 中枢神経系へ浸潤すると，眼運動神経麻痺，視神経や視路への浸潤では視野異常を認める。

6 cancer associated retinopathy

- 上皮由来の悪性腫瘍が原因。
- 視細胞に対する抗体ができ，視細胞死を生じる。
- 原因は肺癌が多い。
- 両眼に発症する進行性の夜盲と視野狭窄がみられる。
- 網膜電位図やOCT（光干渉断層計。眼底三次元画像解析）で診断する。

10 SLE

- Sjögrenタイプのドライアイ（後述）のほか，強膜炎，眼底には綿花様白斑，網膜出血，網膜血管閉塞がみられる。
- 強膜炎はステロイド治療が必要なため，充血，痛みがあるなら眼科へ。

- 眼底病変は視力低下があれば眼科へ。
- ヒドロキシクロロキン硫酸塩（プラケニル®）使用中は眼科の定期検査が必要（第Ⅰ章3「内服薬などによる眼の副作用」参照）。

11 リウマチ

- シェーグレンタイプのドライアイ（後述）がみられることがある。
- 強膜炎（ときに壊死性），周辺部角膜潰瘍は穿孔することもあり，治療に苦慮することが多い。
- 痛み，充血がある場合は眼科へ。

12 若年性特発性関節炎 専

- ぶどう膜炎（虹彩毛様体炎）になることがある。女児，少関節型，抗核抗体陽性がリスクファクター。
- 帯状角膜変性が生じることもある。自覚症状に乏しいぶどう膜炎が慢性的に続くため，角膜にカルシウムが沈着する（第Ⅱ章7「眼の表面に何かあります」参照）。
- 眼科での定期検査が必要。

13 Sjögren症候群 専

- 涙腺，唾液腺などの外分泌腺にリンパ球浸潤が起き，組織が破壊される自己免疫疾患。
- ドライアイとドライマウスの症状が代表的。
- 40～60歳代の女性に多い。
- 原発性と二次性（リウマチなどの膠原病に伴う）がある。
- 角膜・結膜上の傷，涙腺破壊による涙液分泌低下がみられ，目の乾き，痛み，視力低下，羞明などの訴えが出る。

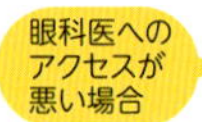

- 0.1％ヒアルロン酸点眼，ジクアホソルナトリウム（ジクアス®），レバミピド（ムコスタ®）点眼のうち，使って調子が良くなるものを処方してよいが，涙点プラグや自己血清点眼[3]などの治療が必要になることが多い。

14 GVHDによる重症ドライアイ 専

- 他家造血幹細胞移植後の半数以上に重症ドライアイが起きる[4]。
- 慢性GVHD（graft versus host disease，移植片対宿主病）の症状と考えられる。
- 病態は自己免疫疾患であるSjögren症候群と同じ。

15 ビタミンA欠乏症

- 夜盲，眼球乾燥症（重症ドライアイとされていることがある），Bitot斑がみられる。

16 スティーブンス・ジョンソン症候群（皮膚粘膜眼症候群） 専

- 高熱とともに紅斑，水疱，びらんが全身の皮膚粘膜に起こる症候群。
- 多くは薬剤性。
- 急性期：結膜充血，偽膜，角結膜上皮欠損がみられ，流行性角結膜炎に似るが，熱発，発疹，口腔内びらんより鑑別可能。小児の川崎病と似た症状のことがあるが，川崎病では結膜充血のみであり，結膜の偽膜や上皮欠損は起こらない[5]。
- 眼合併症がないこともあるが，結膜炎症状が生じた場合は重篤化することが多いので眼科併診を。ステロイドの全身投与と局所投与を行う[6]。
- 慢性期：瞼球癒着，眼瞼の瘢痕化，ドライアイ，睫毛乱生，角膜の結膜上皮化や角化がみられる。

17 粘膜類天疱瘡 専

- 口腔，眼，咽頭，喉頭，食道，陰部等の粘膜に表皮下水疱を生じる自己免疫疾患。
- 高齢者，女性に多い。
- 慢性結膜炎症状があり，進行すると結膜囊の短縮，瞼球癒着，睫毛乱生，ドライアイ，角膜血管侵入，角膜の結膜化・角化がみられる。
- 眼科手術や外傷が急性悪化の契機となることがある。
- 外科的処置や免疫抑制薬の全身投与，特殊コンタクトレンズなどの治療となり，進行する疾患でもあるため，（できれば角膜を専門とする）眼科へ。

18 サルコイドーシス，Behçet's病 専

- ぶどう膜炎が起きることがある。
- 症状は充血，視力低下，飛蚊症など。
- サルコイドーシスでは涙液分泌低下，結膜肉芽腫，うっ血乳頭，乳頭上肉芽腫がみられることがある。
- 眼の自覚症状がなくても診断がついた時点で眼科併診を勧める。

19 結 核

- 前部ぶどう膜炎，強膜炎，網膜静脈炎がみられることがある。

20 梅 毒

- ぶどう膜炎，網膜細動脈炎がみられることがある。

21 多発性硬化症 専

- 中枢神経内に起きる時間的，空間的な多発病巣が特徴。
- 若年成人女性に多い。
- 眼科領域の症状は視神経炎。
- 亜急性(1～2週)の視力低下，眼窩痛(眼の奥の痛み)，RAPD陽性，フリッカー値は20Hz未満となる。
- 複視やMLF症候群(側方視時の内転障害，外転眼の水平眼振を認める。輻輳は正常。多発性硬化症では両眼性の障害が多い)が出ることがある。
- 視神経炎を疑った時点で画像診断もできる眼科へ。

22 ダウン症候群

- 円錐角膜，白内障がみられることがある。

23 アトピー性皮膚炎

- アレルギー性結膜炎，眼瞼炎，白内障，網膜剝離，円錐角膜がみられることがある。
- 白内障があり視力が低下していると網膜剝離が進行していても気づかないことがあり，重症アトピー，そして近視がある場合には定期的な眼科での眼底検査を勧める。

24 眼所見がみられる遺伝性疾患や症候群

1 ムコ多糖症

- ライソゾーム内の加水分解酵素の遺伝子異常により，ムコ多糖が蓄積する遺伝性疾患。
- 角膜混濁，緑内障，視神経腫脹・萎縮，網膜色素変性症などがみられる。

2 Fabry病

- α-ガラクトシダーゼAの活性欠損による糖脂質の沈着が起きる遺伝性疾患（X連鎖性劣性遺伝）。
- 渦巻き状の角膜混濁，白内障，結膜血管の怒張，網膜血管の蛇行がみられる。

3 Tay-Sachs病

- β-ヘキソサミニダーゼAの活性低下による遺伝性疾患（常染色体劣性遺伝）。
- 黄斑部のcherry-red spot：網膜の神経節細胞にガングリオシドが蓄積し，網膜が白濁するが，神経節細胞を持たない黄斑部は脈絡膜が透けて見えるために起こる。

4 ホモシスチン尿症

- ホモシスチンが蓄積する遺伝性疾患（常染色体劣性遺伝）。
- 水晶体脱臼や偏位が起きることがある。

5 Marfan症候群

- 全身の結合組織の低形成を呈する遺伝性疾患（常染色体優性遺伝）。
- 水晶体偏位が起きることがある。

6 先天性風疹症候群

- 妊娠中に感染すると，白内障，網膜症，緑内障が起きることがある。

7 Sturge-Weber症候群

- 脳内の血管腫，顔面のポートワイン腫，緑内障が三主徴の神経皮膚症候群。

25 眼科以外の科を受診してしまう眼科疾患

1 緑内障発作

- 眼圧上昇に伴って起きる頭痛，悪心，嘔吐の症状のために眼科以外の科を受診することがある（第Ⅱ章4「眼が痛いんです」参照）。

2 Vogt-小柳-原田病（原田病）

- 全身のメラノサイトに対する自己免疫疾患。
- 両眼性の汎ぶどう膜炎を起こすため，視力低下，変視の症状が出るが，前駆症状として感冒症状，頭痛，耳鳴り，難聴，頭髪の違和感などが出るため，眼科以外を受診することがある。

文献

1） Kawasaki R, et al：Incidence and progression of diabetic retinopathy in Japanese adults with type 2 diabetes. Diabetologia. 2011；54(9)：2288-94.

2） Bartalena L, et al：Consensus statement of the European Group on Graves' orbitopathy (EUGOGO) on management of GO. Eur J Endocrinol. 2008；158(3)：273-85.

3） Tsubota K, et al：Treatment of dry eye by autologous serum application in Sjögren's syndrome. Br J Ophthalmol. 1999；83(4)：390-5.

4） Ogawa Y, et al：International Chronic Ocular Graft-vs-Host-Disease(GVHD)Consensus Group. Sci Rep. 2013；3：3419.

5） 松本佳保里，他：急性期に川崎病との鑑別を要したStevens-Johnson症候群の1例．日眼会誌．2018；122(9)：705.

6） Sotozono C, et al：Diagnosis and treatment of Stevens-Johnson syndrome and toxic epidermal necrolysis with ocular complications. Ophthalmology. 2009；116(4)：685-90.

第I章 総論

3 内服薬などによる眼の副作用

- 何らかの眼症状が出た場合，現在の治療に由来する可能性も考えてみる。
- 新しい抗癌剤の場合，報告が少ないこともある。

1 抗癌剤（表1）

- 涙液中に出た抗癌剤は角膜上皮障害，涙道閉塞を起こしたり，網膜障害，ぶどう膜炎などいろいろな副作用を生じる。どの抗癌剤でも結膜炎，角膜炎は起きることがある。
- 発症時期は薬剤ごとに異なり，病態は不明なこともある。
- 角膜上皮障害が出ると，痛み，視力低下，羞明の症状，涙道閉塞は流涙，網膜障害では視力低下，という症状が出る。ぶどう膜炎では，充血，霧視，視力低下，眼痛，羞明，飛蚊症などの症状を訴える。
- これらの副作用は抗癌剤を休薬しないと治らないことが多い。
- 角膜上皮障害が出た場合，涙液中の抗癌剤の濃度を薄くするために防腐剤フリーの人工涙液の点眼を行う。
- 専 涙道閉塞は不可逆性変化のため，早めにチューブ留置が必要となることが多い。流涙の症状がみられれば眼科へ。
- 静岡県立静岡がんセンターのホームページに患者さんへの説明がありダウンロードできる[1)]。

表1 抗癌剤とその副作用

抗癌剤	副作用
テガフール・ギメラシル・オテラシルカリウム配合剤（ティーエスワン®，TS-1®），フルオロウラシル（5-FU®）	角膜上皮障害と涙道閉塞を起こすことが多い[2, 3]
シタラビン（キロサイド®N）	角膜上皮障害と結膜炎による充血の症状が出る。大量投与後に副作用が出やすいため，治療プロトコールにステロイド点眼が入っていることが多い
タモキシフェンクエン酸塩（ノルバデックス®）	長期大量使用で黄斑浮腫，網膜のクリスタリン沈着，血栓による網膜血管障害，視神経炎が起きることがあり，視力低下，変視症，色覚異常が生じる。休薬で進行は止まるが回復は難しいため早期発見が必要。角膜の上皮下沈着物，角膜混濁，白内障が出ることもある
トレミフェンクエン酸塩（フェアストン®）	視覚障害
パクリタキセル（タキソール®），ドセタキセル（タキソテール®，ワンタキソテール®）	涙道閉塞のほか，黄斑浮腫による視力低下，変視症，小視症が起きることがある。
パクリタキセル（アルブミン懸濁型）（アブラキサン®）	角膜炎，結膜炎，黄斑浮腫による視力低下
シスプラチン（シスプラチン®，ランダ®）	球後視神経炎のために視力低下，視野障害を起こすことがある
エルロチニブ塩酸塩（タルセバ®），ゲフィチニブ（イレッサ®），セツキシマブ（アービタックス®）	角膜上皮障害のほか，睫毛伸長，睫毛乱生となることがある。睫毛が角膜に触れて痛みが出る場合は抜去する
クリゾチニブ（ザーコリ®）	視力低下，羞明の訴えが出ることがある
アファチニブマレイン酸塩（ジオトリフ®）	結膜炎，霧視など
セリチニブ（ジカディア®）	視力障害，霧視，光視症など
オシメルチニブメシル酸塩（タグリッソ®）	角膜障害
イキサゾミブクエン酸エステル（ニンラーロ®），カルフィルゾミブ（カイプロリス®），エロツズマブ（エムプリシティ®）	白内障による視力低下
イブルチニブ（イムブルビカ®），ポナチニブ塩酸塩（アイクルシグ®）	霧視，視力低下，ドライアイ，眼痛など
ベムラフェニブ（ゼルボラフ®），ダブラフェニブメシル酸塩（タフィンラー®），トラメチニブ ジメチルスルホキシド付加物（メキニスト®）	ぶどう膜炎，網膜静脈閉塞症，網膜剥離など
イピリムマブ（ヤーボイ®）	ぶどう膜炎
ニボルマブ（オプジーボ®），ペムブロリズマブ（キイトルーダ®）	ぶどう膜炎。Vogt-小柳-原田病（原田病）のような症状となる

2 ステロイド剤

- すべての剤形で眼圧上昇の可能性あり。眼圧上昇は自覚症状がないことがほとんどのため，眼圧測定を行う。

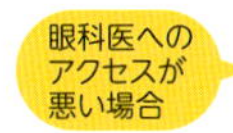

- ステロイド剤を継続使用する必要がある場合は眼圧測定できるように機器を備えることを勧める。また，ステロイドの点眼は必要最小限の使用にとどめる。
- 点眼使用でも感染症の副作用あり（細菌のほか，ヘルペス，真菌症など）。
- 眼圧上昇は後述する狭隅角とは関係なく，副作用の出やすい人が一定の割合で存在する。また小児で起こりやすい[4, 5]。
- 眼圧上昇はステロイド剤を中止すれば下降することがほとんどだが，稀にそのまま緑内障に移行することがある。
- 全身投与，吸入では白内障，中心性漿液性脈絡網膜症がみられることがある。白内障は視力低下，中心性漿液性脈絡網膜症では変視症が出る。

3 SLE治療薬：ヒドロキシクロロキン（プラケニル®）

- 網膜症が出ることがある。症状は視力低下，中心視野欠損。不可逆性であり早期発見が必要。
- 副作用チェックのために視力，眼圧，視野，色覚，眼底写真，OCT（光干渉断層計）の検査を行う。
- 投与前と投与後は1年ごと，ハイリスクの場合は頻回に検査を行う。
- ハイリスクは，累積投与量200g以上，肝腎機能障害，視力障害，高齢者。

4 アマンタジン塩酸塩（シンメトレル®など）

- 角膜上皮浮腫，角膜内皮細胞の減少の報告あり。

5 深在性真菌症治療薬：ボリコナゾール（ブイフェンド®）

- 視覚，色覚障害による羞明，霧視が出ることがある。

6 多発性硬化症の治療薬：フィンゴリモド塩酸塩（イムセラ®，ジレニア®）

- 投与初期に黄斑浮腫が出ることがある。自覚症状は視力低下。

7 インターフェロン

- 網膜虚血により網膜出血や軟性白斑が出ることがある(インターフェロン網膜症)。
- 投与後2週間から6カ月，多くは3カ月以内に起こる。
- 専 自覚症状はなく，自然に消えていくことがほとんどだが，糖尿病や高血圧などの基礎疾患がある場合には網膜の増殖変化を起こすこともあり，投与中は定期的な眼底検査が必要。

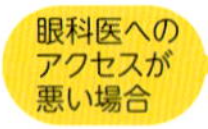

- 最低限，眼底写真を撮ることを勧める。
- 視神経炎，前部虚血性視神経症の報告もあり。

8 薬剤性眼瞼痙攣

- 眼瞼痙攣は眼輪筋の過度な収縮によって眼が開けにくくなるという両眼の局所性ジストニア。原因不明がほとんどだが，薬剤性のものがある。
- ベンゾジアゼピン系薬剤のクロナゼパム(リボトリール®など)，エチゾラム(デパス®など)，トリヘキシフェニジル塩酸塩(アーテン®など)，ジアゼパム(セルシン®，ホリゾン®など)が報告されている[6]。
- 症状は不定愁訴のようなことが多い(まぶしい，眼が乾く，ゴロゴロする，眼を開けていられない，人やモノにぶつかる，車や自転車の運転が苦手になった，手を使わないと開瞼できない，など)。
- 瞬目負荷テストにて診断(第Ⅱ章9「まぶたや目玉がおかしいんです」参照)。
- 原因不明の場合はボツリヌス(ボトックス®)注射を行うが，薬剤性の場合は休薬，減薬をまず検討する。

9 中毒性視神経症

- 結核の治療薬エタンブトール塩酸塩(エサンブトール®，エブトール®)中毒は用量依存性とされ，また長期服用で発症しやすい。
- 徐々に進行する両眼の視力，視野障害がみられる。
- 発症初期に眼底所見は正常のことが多いが，進行すると視神経萎縮となり，そうなると回復は難しくなる。

- 両眼性の中心暗点で発症。両耳側半盲などの視野障害，色覚異常がみられることもある。
- 初期に見つけるためには視野検査やフリッカーテストが有用。

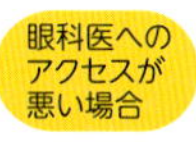

- 簡易フリッカーテストで定期的にチェックし，発症が疑われれば投薬中止する。
- 治療は投薬中止と亜鉛製剤，ビタミンB_{12}の投与を行う。
- 同様の視神経症を起こす薬剤はクロラムフェニコール（クロロマイセチン®，クロマイ®など），リネゾリド（ザイボックス®：バンコマイシン耐性腸球菌に有効な唯一の薬とされる）など。
- 虚血性視神経症の症状が出るのは，アミオダロン塩酸塩（アンカロン®など），シルデナフィルクエン酸塩（バイアグラ®など），インターフェロンなど。視力低下，視神経乳頭の蒼白浮腫，水平半盲がみられる。
- 視神経炎の報告がイソニアジド（イスコチン®，ヒドラ®など），シスプラチン（シスプラチン®，ランダ®），タモキシフェンクエン酸塩（ノルバデックス®など）などでみられる。視力低下，中心暗点がみられ，視神経乳頭は浮腫状となることも正常のこともある。
- シンナー，有機リン（農薬），メチルアルコールなどの視神経障害も知られている。

10 術中虹彩緊張低下症候群[7)]

- α遮断薬が瞳孔散大筋をブロックすることで起きるとされ，排尿障害治療薬の報告が多い〔タムスロシン塩酸塩（ハルナール®），ナフトピジル（フリバス®など），シロドシン（ユリーフ®），プラゾシン塩酸塩（ミニプレス®）など〕。
- 降圧薬のブナゾシン塩酸塩（デタントール®），ドキサゾシンメシル酸塩（カルデナリン®），ウラピジル（エブランチル®），抗精神病薬のリスペリドン（リスパダール®，リスパダールコンスタ®），パリペリドン（インヴェガ®）による報告もある。
- 白内障術中に虹彩のコントロールがつかなくなる。
- 休薬しても起きることがあるため，投薬歴を眼科医に伝える必要あり。

11 スティーブンス・ジョンソン症候群（皮膚粘膜眼症候群）

- 発症は100～200万人に1人と多くはないが，薬剤が原因のことが多い。報告として多いのは，解熱鎮痛薬，抗てんかん薬，抗菌薬，市販の総合感冒薬など。
- 高熱とともに紅斑，水疱，びらんが全身の皮膚粘膜に起きる。

- 眼では，角膜の結膜化，重症の場合は皮膚化が起き，治療が非常に難しい。
- 発症早期からのステロイド治療が予後を良くするとされているので[8]，状態が落ち着いたら眼科併診が望ましい。

12 薬剤性尿細管間質性腎炎とぶどう膜炎

- 薬の副作用として間質性腎炎とぶどう膜炎が起きることがある。
- 原因薬剤は，抗菌薬，抗結核薬，非ステロイド性抗炎症薬，抗てんかん薬，消化性潰瘍薬，痛風治療薬など。

13 緑内障に禁忌の薬剤

1 病 態

- 緑内障に禁忌の薬剤：散瞳する薬剤（表2）。
- 種類が多いので，実際の投与前には添付文書などをチェックする。
- 隅角（図1）が狭い眼は，散瞳すると眼圧が上がる可能性がある。
- 日本人の緑内障は多くが開放隅角緑内障である。閉塞隅角緑内障は散瞳しても眼圧が上がらないように処置が行われていることが多い。そのため緑内障禁忌の薬剤を投与して眼圧の上がる可能性が高いのは，眼科通院歴がない人のほうが多いと言える。

表2 狭隅角眼に要注意の薬

- ベンゾジアゼピン系（抗不安薬，抗てんかん薬，抗パーキンソン薬）
- 抗うつ薬
- 抗パーキンソン薬のレボドパ，抗コリン薬
- 低血圧治療薬
- 麦角アルカロイド
- 抗ヒスタミン薬（第一世代）
- 鎮咳薬：第一世代の抗ヒスタミン薬を含むもの
- 感冒薬：第一世代の抗ヒスタミン薬を含むもの（PL配合顆粒など）
- 鎮暈薬：第一世代の抗ヒスタミン薬を含むもの（トラベルミン®など）
- 鎮痙薬：抗コリン作用のあるもの（ブスコパン®が有名）
- 排尿障害治療薬
- 気管支拡張薬（抗コリン作用のあるもの）
- 散瞳点眼薬（眼科で検査や治療に使われる）

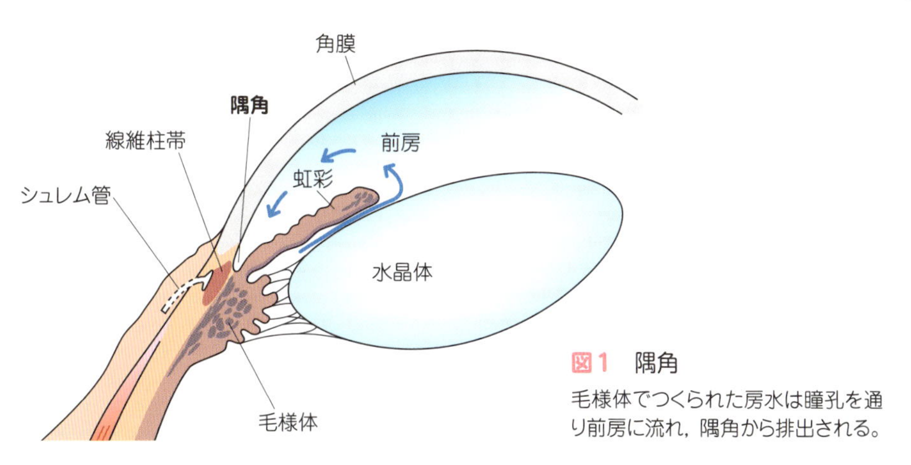

図1　隅角
毛様体でつくられた房水は瞳孔を通り前房に流れ，隅角から排出される。

2 隅角のチェック法

- 眼科通院中の緑内障の場合には，主治医に投薬しても大丈夫か問い合わせるのが確実である。
- 眼科以外では隅角が狭いかどうかをチェックする方法にペンライトテストがある（図2，3）。これで隅角が狭く，投薬前に時間的余裕があるなら眼科受診を勧める。

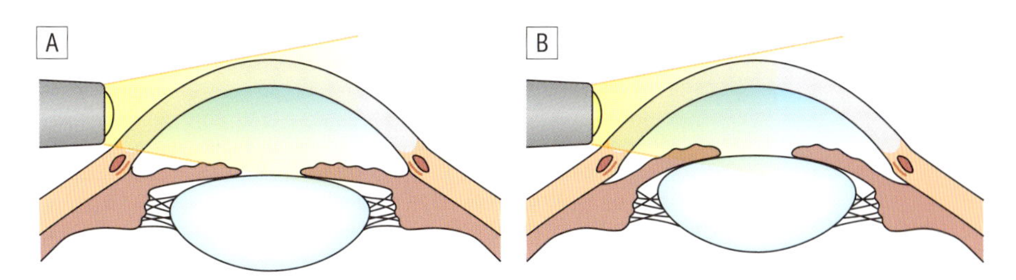

図2　ペンライトによる隅角チェック
角膜周辺部に真横から光を当ててチェックする。
A. 隅角が広い場合，虹彩全面を照らすことができる。
B. 隅角が狭い場合，虹彩に遮られて虹彩全面を照らせない。

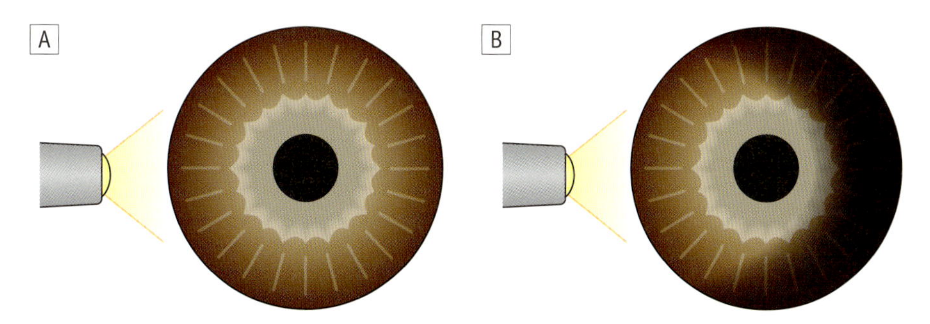

図3　ペンライトによる隅角チェック（実際に見える状態のイメージ）
A. 図2Aを正面から見たイメージ。虹彩に影はできない。
B. 図2Bを正面から見たイメージ。光を当てている反対側の虹彩に影ができる。

- ペンライトによる判定は慣れが必要であり，また散瞳しても絶対に眼圧が上昇しない，とまでは言い切れないため，1つの目安とする。

3 眼圧上昇してしまったら 急

- 禁忌薬剤を使用して眼圧が上がってしまったら眼科へ紹介。レーザーあるいは手術が必要なので，施行可能か問い合わせてから送る。
- 症状：頭痛，眼痛，悪心，嘔吐，霧視，視力低下，充血，散瞳，対光反射の減弱あるいは消失。
- 眼圧上昇が確認できれば確定。
- ただし眼圧上昇の程度も軽く，また自覚症状も出ずに眼圧上昇が続いていることもあるので，緑内障禁忌薬剤を投薬している場合には一度は眼科受診を勧める。

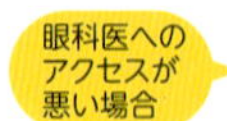

- 禁忌薬剤の継続投与が必要な場合には眼圧測定ができることが望ましい。

文献

1) 抗がん剤治療と眼の症状（静岡県立静岡がんセンターホームページよりダウンロード可能）[https://www.scchr.jp/book/manabi2/manabi-body7.html]

2) 細谷友雅：抗癌剤による角膜および涙道の障害．眼科．2012;54(1):27-32.

3) 井上幸次，他：抗腫瘍薬全身投与による角結膜障害についての日本角膜学会による実態調査．日眼会誌．2017;121(1):23-33.

4) Morrison E, et al:Effect of fluorometholone(FML) on the intraocular pressure of corticosteroid responders. Br J Ophthalmol. 1984;68(8):581-4.

5) Fan DS, et al:A prospective study on ocular hypertensive and antiinflammatory response to different dosages of fluorometholone in children. Ophthalmology. 2001;108(11):1973-7.

6) Wakakura M, et al:Etizolam and benzodiazepine induced blepharospasm. J Neurol Neurosurg Psychiatry. 2004;75(3):506-7.

7) Zaman F, et al:The floppy iris syndrome. Curr Urol. 2012;6(1):1-7.

8) Sotozono C, et al:Diagnosis and treatment of Stevens-Johnson syndrome and toxic epidermal necrolysis with ocular complications. Ophthalmology. 2009;116(4):685-90.

第I章 総論

4 眼底に見えるもの

1 視神経乳頭腫脹（図1）

- 代表的疾患の鑑別を表1に示す。

1 うっ血乳頭

- 視力障害がなく，RAPD（relative afferent pupillary defect）が陰性の場合は頭蓋内圧亢進によるうっ血乳頭であり精査する（うっ血乳頭も継続すれば視力低下する）。
- 専 視力障害があり，RAPDが陽性の場合は一両日中に眼科（入院できる施設）へ紹介する。
- 高血圧による場合は乳頭浮腫だけが起きることはまずない（出血，白斑，血管交叉現象などが出る）。

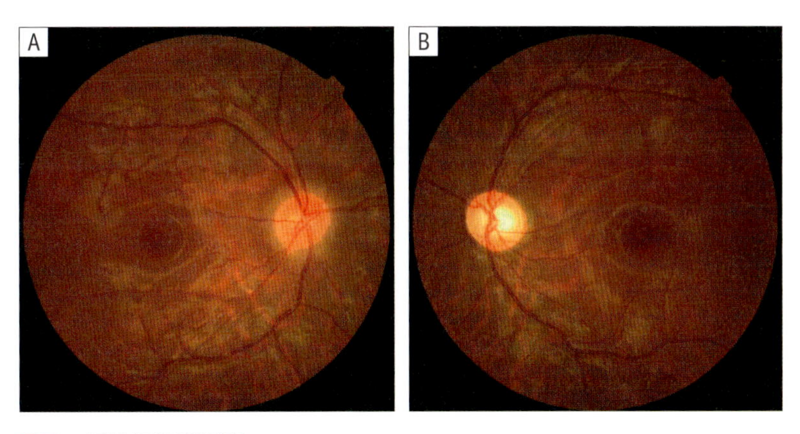

図1 視神経乳頭腫脹

A. 視神経炎にみられたもの。視神経の発赤と辺縁が不明瞭になっている腫脹がみられる。
B. 同一症例の健側。

（北里大学病院眼科・後関利明先生ご提供）

表1 代表的疾患の鑑別

	うっ血乳頭	視神経炎	虚血性視神経症
視力	正常（後には低下）	急激な視力低下	障害程度は様々
視野	正常のことが多い	中心暗点が多い	水平（上下）半盲など
他の症状	頭痛，嘔気，嘔吐	眼球運動痛	高血圧
罹患眼	両眼	成人：片眼，小児：両眼	片眼
RAPD	（−）	（＋）	（＋）

- ぶどう膜炎であるVogt-小柳-原田病（原田病）の乳頭炎型もあるが，視力障害が出るため鑑別は眼科で。
- 稀に白血病の視神経浸潤あり。

2 視神経炎 専 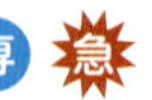

- 原因不明のことが多いが，多発性硬化症に伴うものや抗アクアポリン4抗体陽性視神経炎が知られている。
- 小児の場合は，ウイルス性疾患に罹患後やワクチン接種後，両眼に起きることが多い[1]（両眼同じ程度の障害であればRAPDは陽性となりにくい）。
- 数日から1週間程度で視力が低下する。
- 眼を動かすと奥が痛い，という訴えが先行することがよくみられる。
- 色覚異常や羞明の訴えもあり。
- 視神経炎のうち球後視神経炎は正常乳頭である。
- 中心フリッカー値が25Hz以下となることが多い（正常は35Hz以上）。
- ステロイドパルス治療を行うか検討するため，一両日中に入院施設のある眼科へ。
- 眼科以外での診断・治療は難しい。

3 虚血性視神経症

- 視神経を栄養している動脈の梗塞であり，高血圧や糖尿病が基礎疾患にあることが多い。
- 動脈炎が原因のこともある。
- 造影検査などができる病院クラスの眼科へ早めの受診を勧める。

2 眼底出血

1 散在する点状出血，白斑（図2） 専

- 眼底に出血と白斑を見たらまず糖尿病網膜症が考えられる。

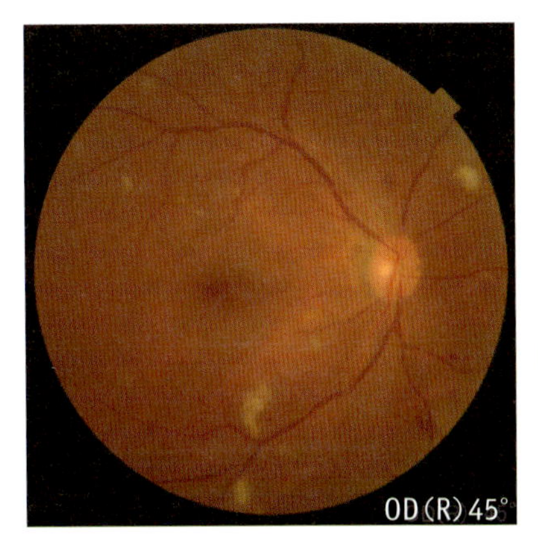

図2　糖尿病網膜症
もう片方の眼に硝子体出血を起こし視力低下があったために受診した，糖尿病自体は未治療の症例。出血と軟性白斑が散在し，血管の交叉現象もみられている。こちらの眼も視力不良であったが自覚はなかった。

- 高血圧でも出血，白斑は当然出るが，腎性や妊娠高血圧症候群によることが多く，本態性高血圧では交叉現象程度のことが多い。
- 図2程度の変化であれば自覚症状はない。
- 糖尿病網膜症であれば造影検査もできる病院クラスの眼科への紹介が望ましい。血圧と血糖値をチェックしてから紹介すると，基礎疾患がわかるため，紹介先の眼科医は非常に助かる。
- SLE，HIV感染でも網膜微小循環障害による白斑や出血がみられる。
- ぶどう膜炎でもみられることがある。

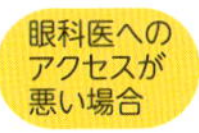

- 高血圧，糖尿病があり，その加療により出血，白斑が消失すればよいが，まず眼科での診察が必要になると思われる。

2 放射状出血(図3) 専

- 網膜静脈閉塞症でみられる(動脈閉塞では出血しない)。
- 中心静脈閉塞症では全周に放射状出血がみられる。
- 視力低下していれば治療の対象となるので，1週間以内に眼科へ(抗VEGF抗体の硝子体注射[2])の適応となるため病院クラスへ)。

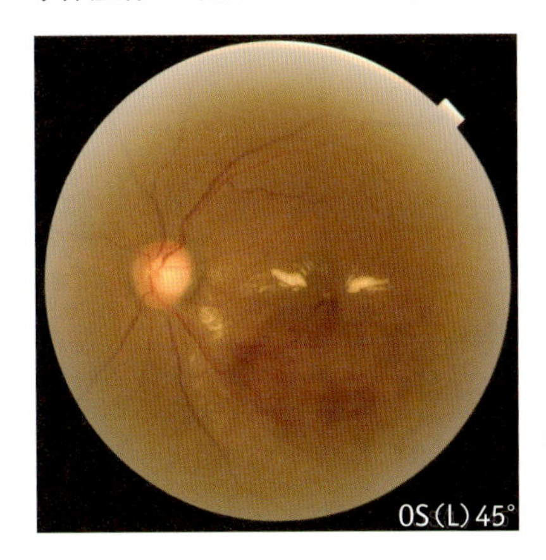

図3　網膜静脈分枝閉塞症
黄斑部にかかる出血のため視力低下の症状があり，受診。放射状出血と白い硬性白斑が見えている。

- 視力低下していない，また周辺部に偶然見つけたような出血であれば一般の眼科開業医での経過観察がベター。

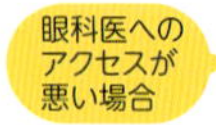

- 経過観察だけでも可。

3 Roth斑（図4）

- しみ状の網膜出血の中央に白点を伴うもの。
- 白点はフィブリン血栓あるいは血管閉塞を反映している。
- 細菌性心内膜炎だけでなく，血液疾患でみられることが多い。
- 眼科での治療はない。

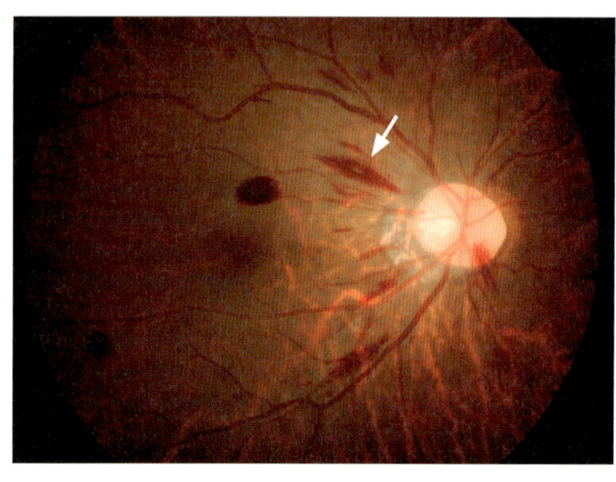

図4 Roth斑
急性骨髄性白血病にみられたもの。多発する出血斑の一部が中央にRoth斑を伴っている。
（東京医科大学病院眼科・村松大弐先生ご提供。水澤剛氏撮影）

4 乳頭出血（図5）専

- 視神経乳頭付近の出血はそれ自体病的な意味はないが，緑内障になる[3]，また緑内障になっている場合は，進行が速い[4]可能性が高い。
- 自覚症状は出ない。
- 出血は自然消褪するので治療は不要だが，眼科での定期観察が必要（一般開業医で対応できるが，できればOCTを持っている眼科へ）。
- 紹介時に「眼底出血」ではなく「乳頭出血」と記載すると「緑内障のリスクファクターあり」と伝わる（眼科受診時に出血は消えている可能性が大きいので，どういう出血だったのかがわからないため）。

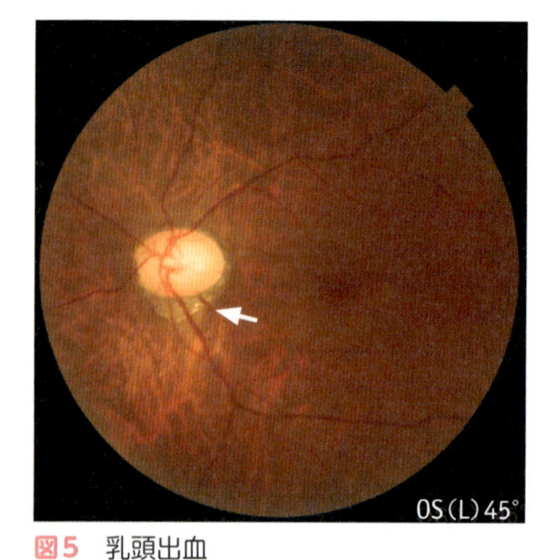

図5 乳頭出血
神経線維束欠損などの所見はまだ出ていないが，高眼圧があり，乳頭付近の出血（矢印）を繰り返している症例。

5 硝子体出血（図6） 専

- 眼底が出血で見えず，写真ではピントが合わない。
- 視力低下の症状が出る。
- 原因は様々〔眼内腫瘍，血液疾患，外傷，網膜裂孔，糖尿病網膜症，網膜静脈閉塞症，未熟児網膜症，ぶどう膜炎，黄斑変性，網膜細動脈瘤，Terson症候群（くも膜下出血による頭蓋内圧亢進で網膜硝子体出血を起こす）など〕。
- 数日以内に病院クラスの眼科へ。
- ニボーをつくるような出血は網膜前に起きたもので，糖尿病網膜症によることがほとんどである。

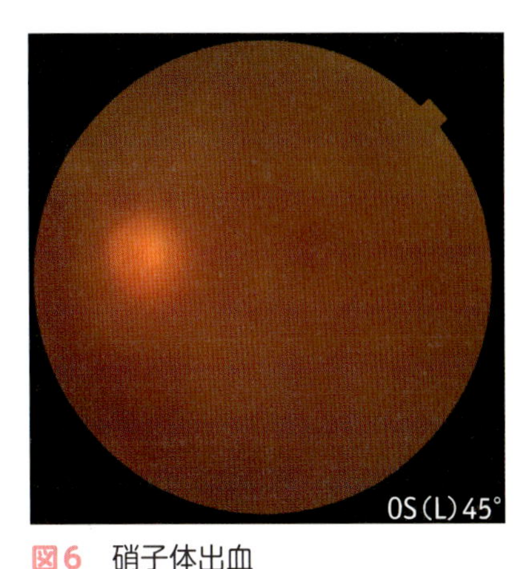

図6　硝子体出血
出血のために透見不良であり，視神経乳頭がわかる程度である。原疾患は糖尿病。

6 黄斑部のべったりとした出血（他の部分に病変なし）（図7） 専

- 黄斑変性，強度近視によるもの，網膜細動脈瘤（高血圧，動脈硬化に伴うことが多い）などが原因。
- 視力低下（中心が見えない），ゆがんで見える，という訴えが出る。
- 緊急性はないが，1週間程度で造影検査，硝子体注射[2]ができる病院クラスの眼科へ。

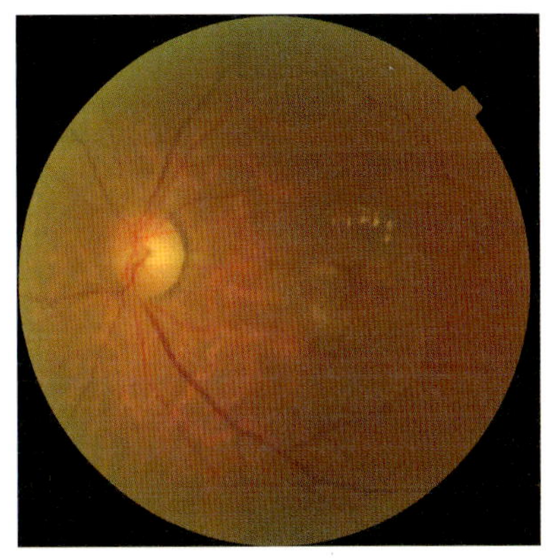

図7　加齢黄斑変性
黄斑部に出血と白斑がみられる（左眼）。

3 白斑

- 軟性白斑：網膜血管閉塞による網膜虚血（図2）。
- 硬性白斑：血管外に漏出した蛋白質や脂質が凝縮，沈着したものであり，浮腫があったということ。星状や扇型に配列する（図3）。
- 双方とも高血圧，糖尿病にみられることが多く，これだけで疾患の診断はできず，採血で糖尿病があれば眼科へ。

- 硬性ドルーゼン（図8），レーザー瘢痕（図9），有髄神経（図10）に病的意味はない。
- そのほか，ぶどう膜炎にみられる炎症性滲出物，真菌感染，脈絡膜に転移した腫瘍などもあるため，診断に迷う白斑がある場合は眼科へ。

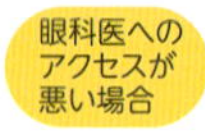

- 糖尿病がある白斑は眼科受診がまず必要だが，そのほか視力低下がある，飛蚊症がある，などの症状があれば受診を勧める。
- 軟性ドルーゼンは黄斑変性の前駆症状である。網膜静脈径の半分以上の大きさがあれば軟性ドルーゼンと診断できる。それ自体に治療は行わないが，いずれ黄斑変性になる可能性があるので，眼科での定期観察，禁煙，サプリメント（黄斑変性用のものが数社から出ている）の摂取などを勧める。

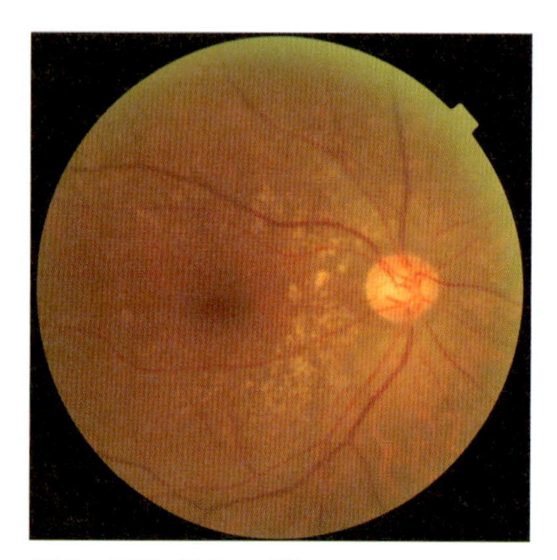

図8　硬性ドルーゼン

斑状のドルーゼンが多発している（右眼）。ドルーゼンは老廃物の沈着であるが，この写真のようにサイズが小さい硬性ドルーゼンに病的意味はない。

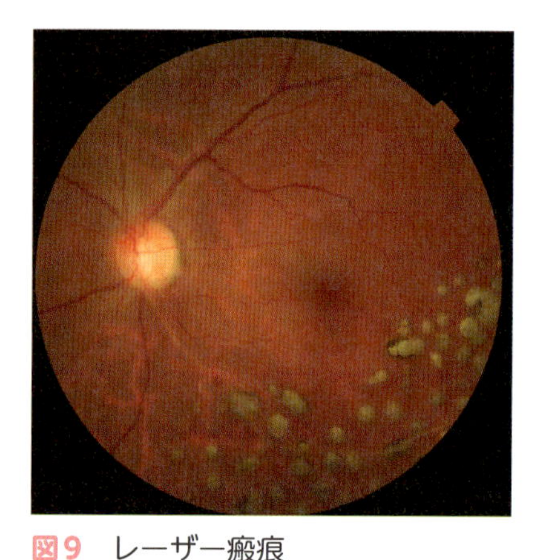

図9　レーザー瘢痕

灰色～黒色の瘢痕が多数みられる（左眼）。網膜静脈分枝閉塞症に施行されたレーザー後で白線化した血管も見えている。

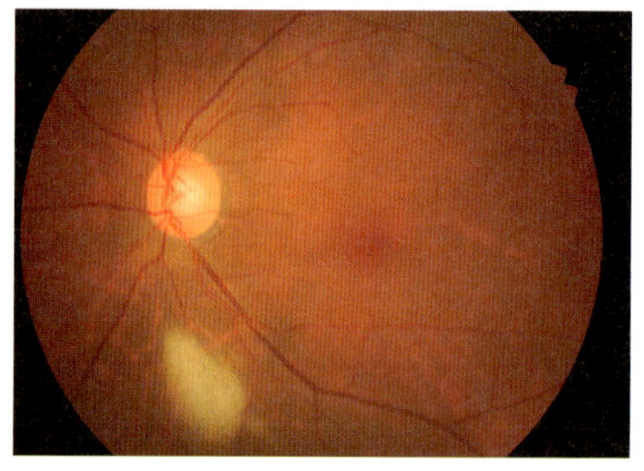

図10　有髄神経

下方に刷毛ではいたような病変として見えている。先天的なものであり，変化もしない。
（東京医科大学病院眼科・村松大弐先生ご提供。水澤剛氏撮影）

- asteroid hyalosis（星状硝子体症）（図11）：眼底疾患ではなく，眼球内の硝子体の変性。眼底写真では網膜より手前にキラキラしたものとして写る。それ自体に病的意味はなく視力も低下しない。

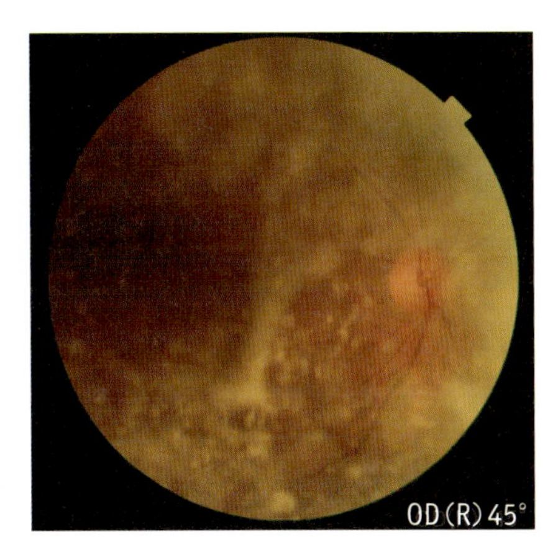

図11　asteroid hyalosis（星状硝子体症）
硝子体中にキラキラしたものが浮遊して見えている。カルシウムなどの粒子で，中高年以上にみられることがある。

4 隆起性病変 専

- 数はそれほど多くないが，隆起性病変は腫瘍の可能性が高いので病院クラスの眼科へ。
- 偶然見つかるか，視力低下の症状があり受診する。
- 眼内原発腫瘍，脈絡膜への転移性腫瘍（原発は肺癌，乳癌が多い）がある。

文献

1) Chang MY, et al:Pediatric Optic Neuritis. Semin Pediatr Neurol. 2017;24(2):122-8.
2) 小椋祐一郎，他：黄斑疾患に対する硝子体内注射ガイドライン．日眼会誌．2016;120(2):87-90.（日本眼科学会ホームページよりダウンロード可能）[http://www.nichigan.or.jp/member/guideline/macular_disease.pdf]
3) Drance SM, et al:The importance of disc hemorrhage in the prognosis of chronic open angle glaucoma. Arch Ophthalmol. 1977;95(2):226-8.
4) Ishida K, et al:Disk hemorrhage is a significantly negative prognostic factor in normal-tension glaucoma. Am J Ophthalmol. 2000;129(6):707-14.

第Ⅱ章

症候別各論

第Ⅱ章 症候別各論

1 「眼に何か入りました」

化学傷
異物飛入

要点

➡液体が眼に入った場合は，受診よりまず洗眼をしてもらう。

1 液体(図1) 急

- まずは受診前に水道水でよいので洗眼してもらう(最低10分以上)。
- 受診後も生理食塩水で洗眼する。涙液が中性になるまで行う。
- 可能なら，眼に入った液体を持参してもらい，pHをチェックする。
- アルカリ溶液が眼に入った場合は組織が融解し重症化することが多いので注意。
- フルオレセイン染色を行い，角膜上皮欠損がみられれば眼科受診を勧める(一般眼科開業医でOK。翌日の受診になるなら，抗菌薬の軟膏を点入し抗菌点眼薬，ヒアルロン酸点眼薬を処方する)。
- 染色が軽症であれば(面として染まらない)，抗菌点眼薬，ヒアルロン酸点眼薬で経過を見てもよい。

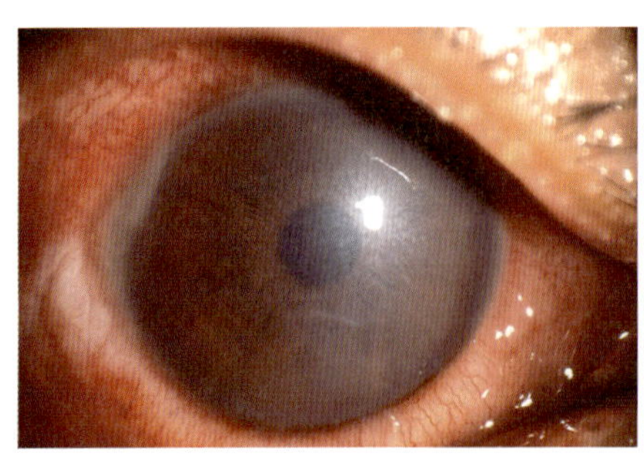

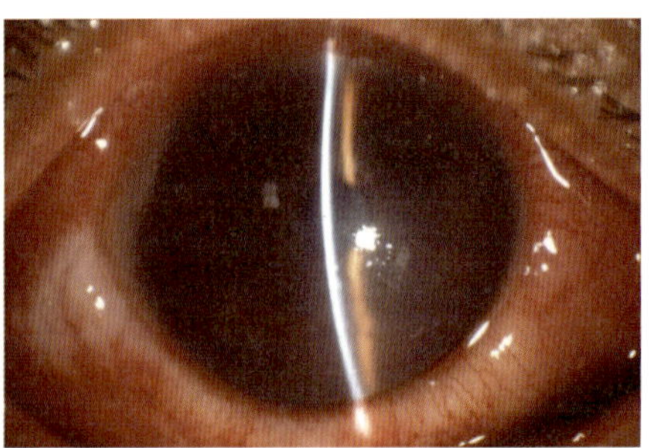

図1 何らかの液体が入ったとのことで受診した症例

薬品などの液体が入った場合，充血，痛みを訴えて受診する。

(藤田医科大学ばんたね病院眼科・平野耕治先生ご提供)

- 角膜の外周は輪部と呼ばれ，角膜上皮のstem cellが存在するため，ここが障害されると透明な角膜上皮が再生されなくなる（**表1**のGrade3以上はステロイドの全身投与を行うことがあるが，眼科以外で輪部上皮の状態を把握することは難しいと思われ，上皮欠損の範囲が広ければ眼科に送ったほうがよい）。

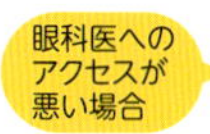

- 抗菌薬の点眼，軟膏，ヒアルロン酸点眼薬（炎症が強い場合0.1%フルオロメトロンも検討する）で上皮欠損が治癒すればよいが，1週間以上も上皮がない状態が続くと，実質が融解して穿孔したり感染する危険性もあり，また正常な角膜上皮が再生せずに結膜上皮が侵入すると視力が低下するため眼科へ紹介したほうがよい。
- 瞬間接着剤：睫毛や眼表面に大きく見えている固まった接着剤は除去する。睫毛は切るしかないこともある。角膜上に小さいかたまりが残っていても自然脱落するため，放っておいてよい。

表1 化学傷の分類

Grade		所見
1		角膜上皮欠損なし
2		部分的な角膜上皮欠損
3a		全角膜上皮欠損，輪部上皮の残存
3b		全角膜上皮欠損，輪部上皮の完全消失
4		全角膜上皮欠損，輪部上皮の完全消失，50%以上の輪部結膜壊死

（文献1より改変）

2 固体 専 急

- 眼表面，あるいは上眼瞼結膜に異物があれば除去するが，以下の場合は可能な限り早めに眼科へ。受診までにできることはない（花火の場合は，できれば冷却）。

1 工事現場（鉄片）

- 工事現場で作業中に何かが眼に入ったという場合は鉄片のことが多く，数日経つと鉄片の周りに錆が出てくるため，眼科での除去処置となる。一般眼科開業医でOK。

2 草刈機

- 草刈機使用中に石が入ったという場合は，欠けた刃が角膜か強膜を穿孔して眼内に入っている可能性が高いため，眼表面に何もなく一見正常に見えても眼科受診を勧める。画像診断から手術まで対応できる眼科が望ましい。

3 打ち上げ花火

- 花火の筒を覗き込んだ，至近距離から当たった，という場合は打撲と火傷のため重症になることが多く，できれば入院施設のある眼科へ。

文献

1） 加藤雄人，他：治療．2015；97(9)：1280-2.

第Ⅱ章 症候別各論

2 「眼をぶつけました」 眼外傷

要点

- 眼周囲の打撲の原因は，スポーツ，喧嘩，転倒，交通外傷など様々である。
- 皮下や眼窩の血腫予防のために冷やすこともあるが，大きな眼球穿孔創であれば圧迫により眼球内容が出てしまうこともあり要注意。
- 緊急性がなくても眼周囲の打撲は一度は眼科受診を勧める（網膜剝離などになることもあるため）。

1 明らかに穿孔している 専 急

- 手術ができる眼科へ連絡し，至急受診してもらう。夜間でも緊急対応が必要。
- 低眼圧，角膜にしわが寄る，というのは穿孔しているサインである。
- 「熱い涙が出る」という訴えは，温度の高い前房水が漏出している穿孔のサインである。
- 穿孔を疑う場合，比較的眼球の形が保たれている状態であればフルオレセイン染色を行い，房水の漏出点を見つける方法もある。
- 穿孔しているかどうか疑わしい場合は翌日でもよいので眼科へ。結膜下で強膜が裂けていることもある。
- 穿孔している眼外傷は眼科以外での対応はまず無理である。眼球を圧迫しないように注意して転院してもらう。

2 視力が極端に悪化している

1 眉毛外側の打撲 専 急

- 眉毛外側の打撲があり（打撲の程度としては軽いことも多い），視力が低下している場合は外傷性視神経症が考えられる。

- 視力低下，視野狭窄，直接対光反応の減弱もしくは消失がみられる。
- 視神経管が骨折していなくても浮腫や血腫による圧迫，循環障害で起きることもある。
- ステロイド，高張浸透圧薬の全身投与，そして視神経管開放術を行うこともあるため，至急対応できる脳外科や耳鼻科へ紹介する。

2 眼科の手術歴あり 専 急

- 白内障，近視矯正手術のレーシック[1]，角膜移植[2]などの手術を受けたことがあり，打撲のあと視力が低下していれば手術が必要なことが多いため，対応できる眼科へ。
- 眼内レンズの脱出，レーシックのフラップずれ，角膜移植片の縫合離開などが起きることがあり，眼科以外では対応できない。

3 前房出血

- 鈍的打撲で起きることがあり，図1のように前房全体に出血すると視力は手動弁にまで低下する。
- 出血は自然吸収することがほとんどで，ステロイド点眼薬を処方し（アトロピン点眼薬もあればベター），翌日眼科受診でもよい（なるべく安静に。スポーツは中止。就寝時は頭部挙上を勧める）。
- 眼圧上昇することがあり，投与禁忌がなければβ遮断薬（点眼）も処方する。
- 再出血することがあり，また外傷により障害を受けたと考えられる隅角のチェックが必要なため，眼科での経過観察が望ましい。

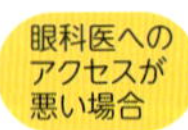

- 再出血も起きることがあるが，出血が自然吸収され眼圧上昇もみられなければ（あるいは点眼薬でコントロールできれば），そして視力が回復すれば経過観察でよいが，網膜剥離などの合併症もあること，また隅角解離が起きていると将来緑内障になる可能性があることは留意しておく。

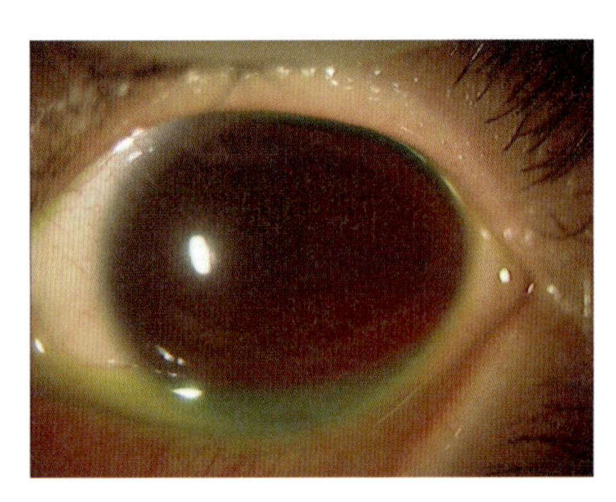

図1 前房出血
サッカーボールが当たったことで起きた前房出血。前房全体に出血しているため，瞳孔がかろうじてわかるくらいで視力は手動弁（穿孔と眼表面の傷のチェックのためにフルオレセイン染色を行い，涙液が黄色くなっている）。

3 視力も外見も問題ないが複視がある 専

- 眼窩の骨折が考えられる〔吹き抜け骨折(blowout fracture)〕。
- 下壁の骨折が多く，上方視で複視がみられる。
- 眼球運動制限(そのために複視となる)，眼球陥入，眼球下方偏位，頬から上唇の触感の低下，痛みの症状が出る。
- 1週間以内に形成外科や耳鼻科など対応できる施設に紹介する。画像診断後，手術を検討する。また眼球の合併症も起きていることが多いため，眼科がある施設が望ましい。

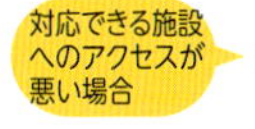

- 日常生活で上方を見ることは少なく，手術できないような場合にはそのまま経過を見ることもある。

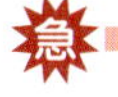

- 例外として若年者の場合，骨折部位に筋肉がはさみこまれ壊死することがあり[3]，数日以内の手術が勧められる。この場合，著明な眼球運動障害が起きる。

4 眼瞼裂傷

- 眼瞼全層の裂傷や涙小管断裂が疑われる場合は，一両日中に手術のできる眼科あるいは形成外科へ紹介する(けがの状況を説明してからのほうがよい。涙小管は手術できるところが限られるため)。

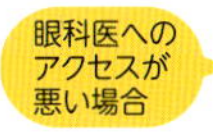

- できれば縫合を行う。涙小管については，上下のどちらかが残っていればある程度機能するため，再建ができなければあきらめるのも1つの方法。

文献

1) Rodríguez NA, et al:Images in clinical medicine. Corneal-flap dehiscence after screw-driver trauma. N Engl J Med. 2013;368(1):e1.

2) Kawashima M, et al:Characteristics of traumatic globe rupture after keratoplasty. Ophthalmology. 2009;116(11):2072-6.

3) Chung SY, et al:Pediatric orbital blowout fractures. Curr Opin Ophthalmol. 2017;28(5):470-6.

第Ⅱ章 症候別各論

3「眼が赤いんです」

充血

要点

- 眼が充血している状態は，時に失明するような重症疾患の場合もあるので要注意。
- 結膜炎の中には，非常に感染性が高いアデノウイルスによる流行性角結膜炎が含まれていることに注意する。
- 診療の流れをフローチャートにまとめた。

1 眼脂のある充血

1 結膜炎の典型例（結膜炎のレビュー[1]も参照のこと）

細菌性結膜炎

- 粘液膿性眼脂がみられ，乳幼児（インフルエンザ菌，肺炎球菌が多い）（図1）と高齢者（ブドウ球菌，レンサ球菌が多い）で発症することがほとんど。
- ニューキノロン系の点眼薬〔レボフロキサシン水和物（クラビット®）など〕でたいてい治る。

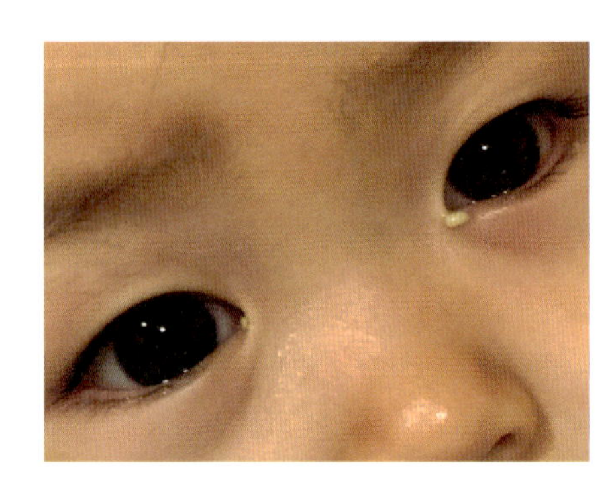

図1　細菌性結膜炎

乳児に黄緑色の膿性眼脂がみられれば細菌性と思ってよい。

アレルギー性結膜炎

- 花粉症のある人では，シーズン中にかゆみ，充血，漿液性眼脂の症状が出る（図2）が，典型的なアレルギー性結膜炎である。
- 春季カタル眼瞼型や巨大乳頭結膜炎の場合は粘液性眼脂がみられることが多いが（第Ⅱ章5「眼が乾きます」「眼がかゆいんです」参照），通常のアレルギー性結膜炎でも粘液性眼脂がみられることがある（図3）。

充血の診療フローチャート

液体や異物が入った場合，外傷後は第Ⅱ章1「眼に何か入りました」，第Ⅱ章2「眼をぶつけました」参照

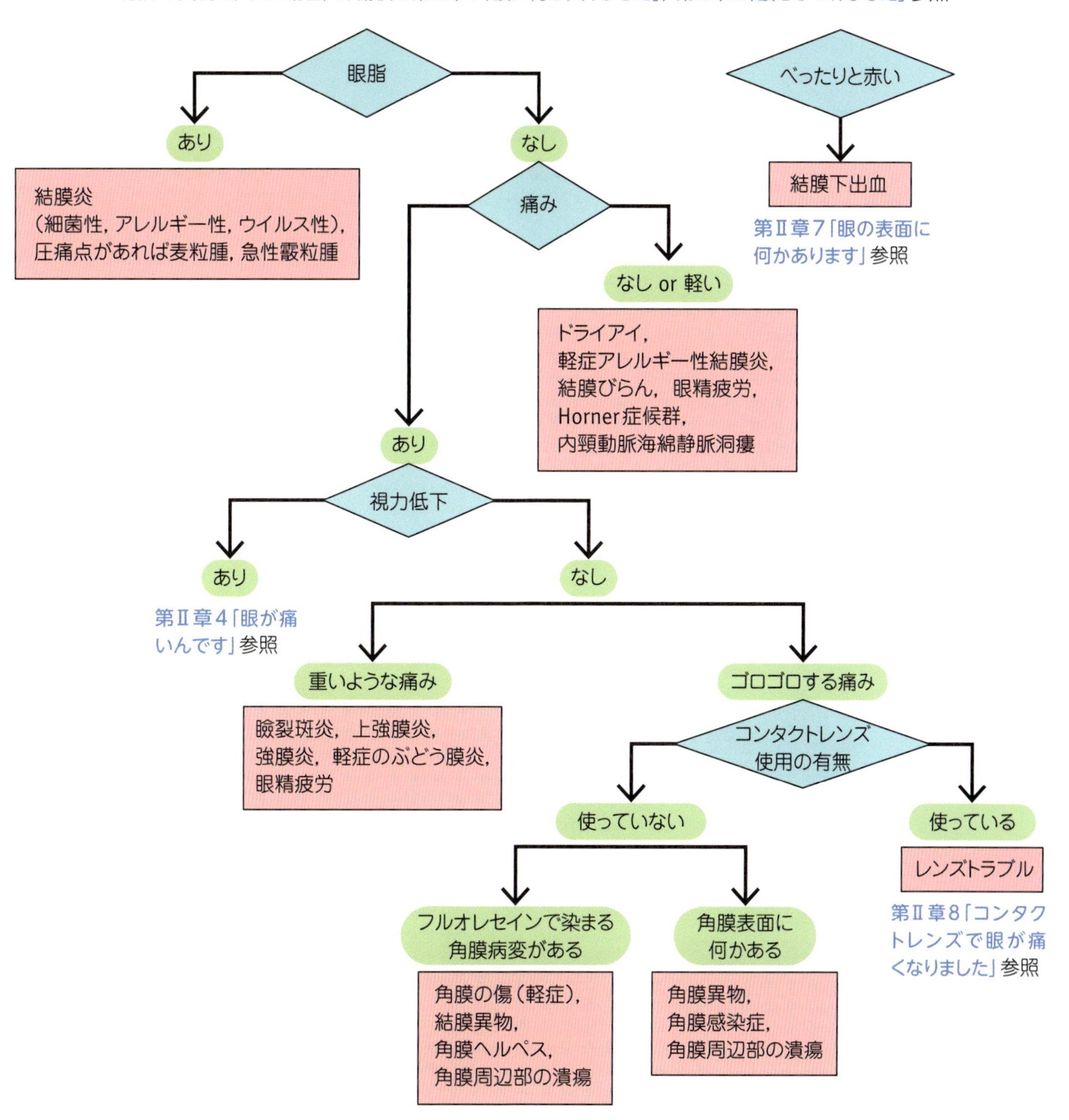

- 結膜浮腫（図4）は，アレルギー性結膜炎により生じることがほとんどである（あるいはこすったことによるもの）。
- 専 抗アレルギー点眼薬〔オロパタジン塩酸塩（パタノール®），エピナスチン塩酸塩（アレジオン®）〕を処方するが，重症であり，ステロイド点眼薬や免疫抑制薬の点眼が必要な場合は眼科に紹介する。
- 眼科医へのアクセスが悪い場合 ステロイド点眼薬を数日使う程度であればまず大丈夫だが，花粉症のシーズン中などに継続使用するのであれば，副作用チェックのために眼圧測定をしたほうがよい。

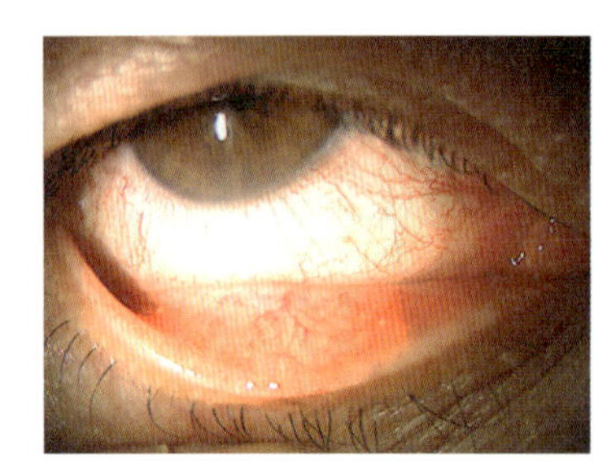

図2　漿液性眼脂を伴うアレルギー性結膜炎

花粉症の最盛期にみられたもの。

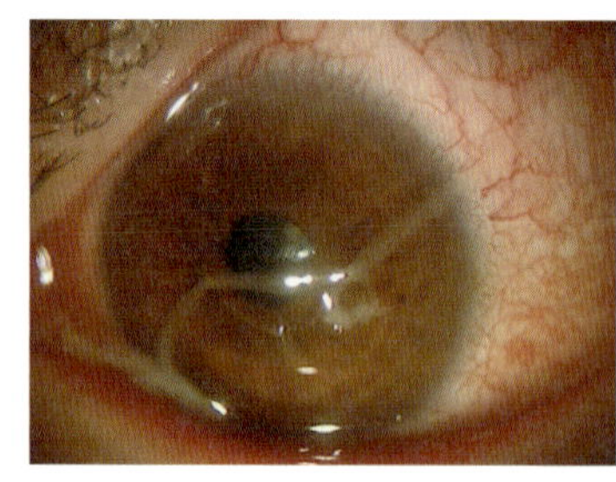

図3　粘液性眼脂を伴うアレルギー性結膜炎

塗抹検査にて好酸球の存在を確認している。

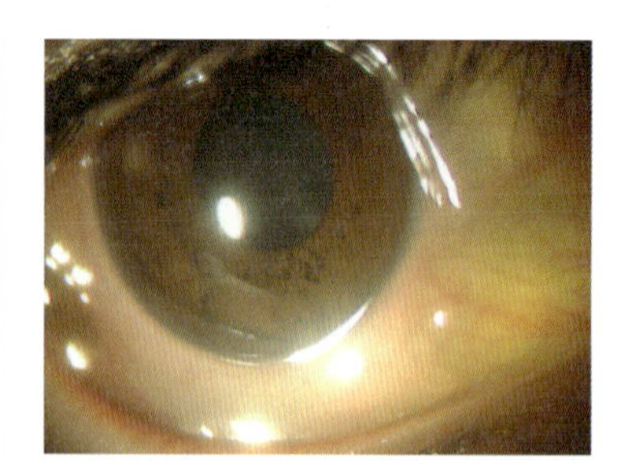

図4　結膜浮腫

アレルギーの症状が強いときに出たもの。

ウイルス性結膜炎

- アデノウイルスによる流行性角結膜炎（いわゆる「はやり目」）と咽頭結膜熱（いわゆる「プール熱」）がよくみられる。
- 流行性角結膜炎では，漿液性眼脂（図5），眼瞼腫脹，耳前リンパ節腫脹，結膜の偽膜（図6），多発性角膜上皮下浸潤（図7），角膜上皮びらん（時に糸状角膜炎），上眼瞼結膜縁の点状出血（図5）がみられるが，すべての症状が出るわけではない。感染力が非常に強く，医療従事者が感染してしまうこともあるので注意する[2)]。

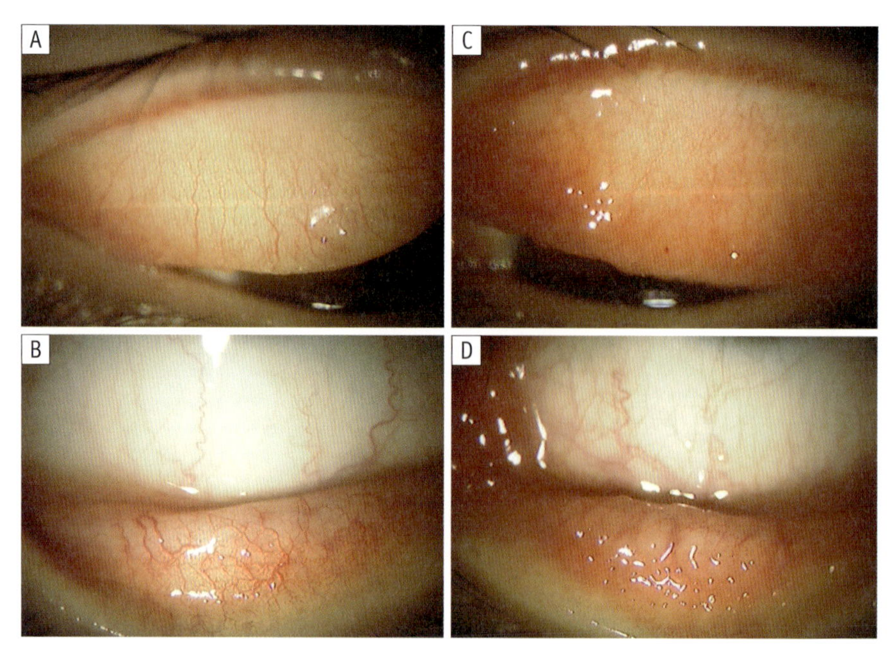

図5　片眼に流行性角結膜炎が起きた症例

A. 健眼の上眼瞼結膜。
B. 健眼の下眼瞼結膜。
C. 感染した眼の上眼瞼結膜。結膜充血，乳頭，点状出血がみられる。
D. 感染した眼の下眼瞼結膜。結膜充血，濾胞がみられる。健眼と比較するとよくわかるが，イメージとして「水っぽい」結膜となっている。漿液性眼脂の場合にはこのように眼脂は見えにくい。

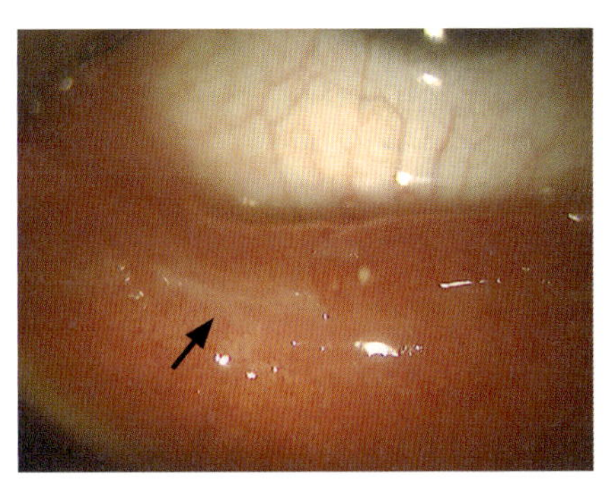

図6　流行性角結膜炎にみられた偽膜
眼脂のように見えるが，触ってみれば簡単に取れないことから，偽膜とわかる。

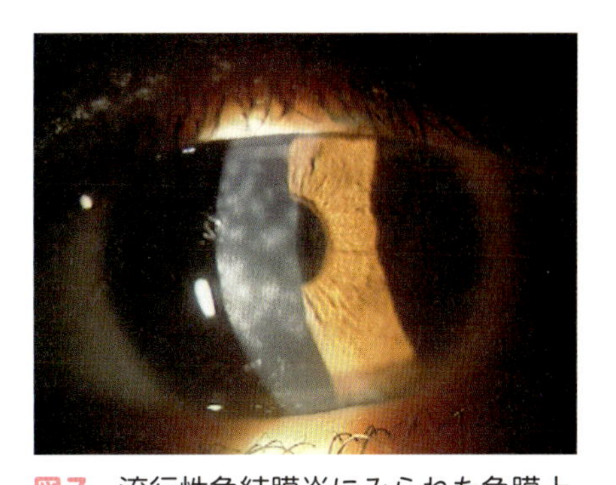

図7　流行性角結膜炎にみられた角膜上皮下浸潤
スリット光の中にもやもやとした多発する病巣として見えている。

- 咽頭結膜熱では，漿液性眼脂，咽頭痛，発熱がみられ，流行性角結膜炎より症状は軽く，またこの症状すべてがそろうことのほうが少ない。風邪症状と結膜炎から疑われることが多い。流行性角結膜炎と異なり，大流行することはあまりない。
- ウイルスに効果のある点眼薬はないが，眼科では感染予防に抗菌点眼薬，合併症予防にステロイド点眼薬を使用することが多い。眼科以外では抗アレルギー点眼薬，あるいは非ステロイド抗炎症薬の点眼薬〔ブロムフェナクナトリウム（ブロナック®），プラノプロフェン（ニフラン®）〕をまず使用し，結膜の偽膜，角膜上皮下浸潤が出た時点でステロイド点眼薬が必要となるので眼科へ紹介する。偽膜は肉眼でも見えるが，角膜浸潤は視力低下，羞明などの自覚症状から推測する。

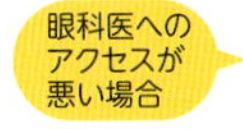

- 偽膜，角膜浸潤に0.1％フルオロメトロンを処方するが，偽膜は剝がしたほうがよいことが多く，またステロイド点眼薬は長期にわたり必要となることがあり，眼科での診療がベターである。

2 眼脂による鑑別

膿性眼脂

- 細菌性結膜炎がほとんどだが，時に細菌性かアレルギー性か迷うこともある。
- 眼脂の塗抹で好酸球が見つけられればアレルギー性と診断できるが，好酸球は見つけにくいときもあり，汎用検査用免疫グロブリンEキット（アレルウォッチ®涙液IgE）が役立つ。
- 専 急 注意すべきは，緑膿菌（コンタクト使用中）と淋菌。緑膿菌は結膜炎は起こさず，角膜に感染するので角膜に病巣が見える。淋菌はあふれるような眼脂，眼瞼腫脹を訴え受診する。どちらも角膜穿孔する可能性があるため，感染を疑ったら入院施設のある眼科へ。その際，コンタクトレンズ使用者であればレンズケースも培養のために持参させるとよい。眼脂の塗抹・培養は行ったほうがよく，抗菌薬の点眼を開始するかどうかは眼科に相談してからのほうがベター。

漿液性眼脂

- アレルギー性かウイルス性か悩んだら眼脂を塗抹してみるが，漿液性眼脂は採取しにくいときもある。わからなければ抗アレルギー点眼薬を使い経過を追う。結膜に偽膜が生じる，視力低下，羞明の訴え（角膜に上皮下浸潤が出たと考えられる），といった症状が出てくれば，流行性角結膜炎と診断できる。
- ウイルスに効果的な薬剤はないため，合併症にステロイド点眼薬を使う，またアレルギー性結膜炎の重症例にステロイド点眼薬を使う，という考えでよい。
- アデノウイルス検出キットは，結膜炎の場合感度が80％程度のため，陽性となれば確定だが，陰性でも感染を否定できない。

3 抗菌薬が効かない感染性疾患

- ニューキノロン系の点眼薬が効かず，重症化はしないものの慢性化している結膜炎は以下のことが考えられる。

コリネバクテリウムによる結膜炎

- セフメノキシム塩酸塩（ベストロン®）の点眼が効く。

クラミジア結膜炎

- 下眼瞼結膜に巨大濾胞がみられるのにかゆみがなく（濾胞はアレルギー性結膜炎によくみられる症状），治りにくい結膜炎はクラミジア感染を疑う。結膜拭い液を用いてPCR（polymerase chain reaction）法で診断できる。
- 局所療法はコリスチンメタンスルホン酸ナトリウム配合（エコリシン®），オフロキサシン（タリビッド®）の眼軟膏を1日5回，1カ月以上継続，あるいは同薬剤の点眼を1時間に1回とされているが，結膜炎のみが起きていることはなく，泌尿器科や婦人科での全身投与後，結膜炎も治癒することが多い（海外では結膜炎治療も内服のみ行う）。

耐性菌による結膜炎

- 高齢者や寝たきりの人の眼脂が多い場合，耐性菌の可能性があるので培養する。
- 耐性菌が検出されても必ずしも原因菌ではないが，量が多ければ原因菌として治療する。
- メチシリン耐性黄色ブドウ球菌に効果のあるバンコマイシン塩酸塩（バンコマイシン®眼軟膏）は眼科専門医のみ処方可能のため，クロラムフェニコールが入っている点眼薬（クロラムフェニコール「ニットー」®点眼液0.5％），コリスチンメタンスルホン酸ナトリウム配合（オフサロン®，コリナコール®）を使ってみる。

専 涙小管炎

- 鼻側だけの軽い充血，涙点膨隆がみられる。
- 慢性結膜炎とされていることが多い。

- 涙小管内の石のようになった菌塊を除去しないと治らないため眼科へ。

4 ヘルペス

- 単純ヘルペスの初感染で流行性角結膜炎のような症状を呈することがある。自然治癒することが多いが，ステロイド点眼薬を使うと悪化するので注意。
- 帯状疱疹の場合は，発疹，眼瞼炎，眼瞼腫脹という症状を訴えて来院するのであり，「結膜炎」として来ることは少ない。
- 治らない麦粒腫や眼瞼炎とされている症状がヘルペスによるものであることを散見する。

2 眼脂のない充血

1 痛みあり，視力低下あり

- 第Ⅱ章4「眼が痛いんです」参照。

2 点眼麻酔で消えるゴロゴロする痛み

コンタクトレンズを使っている

- 第Ⅱ章8「コンタクトレンズで眼が痛くなりました」参照。

角膜表面に何かある

- 専 角膜異物（図8）：そっと綿棒などで触って取れればよいが，角膜異物は鉄片がほとんどであり，充血している時点で錆が周囲に出ており削る必要があるため，眼科での処置が必要である。鉄片異物は小さくて肉眼では見えないことも多いと思われるが，何かが眼に入ったあと充血が悪化していくのであれば眼科へ。
- 角膜中央に見える白色病変（図9）：角膜感染症が考えられるため眼科へ（第Ⅱ章8「コンタクトレンズで眼が痛くなりました」も参照）。
- 角膜周辺部にみられる病変：以下の疾患が考えられ，ステロイド治療のため眼科受診が望ましい。

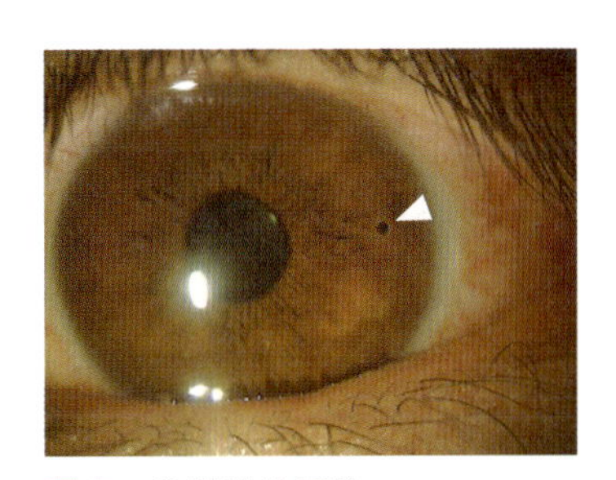

図8 角膜鉄片異物
痛み，充血が出てきた時点で錆が出ているので，眼科で除去する。

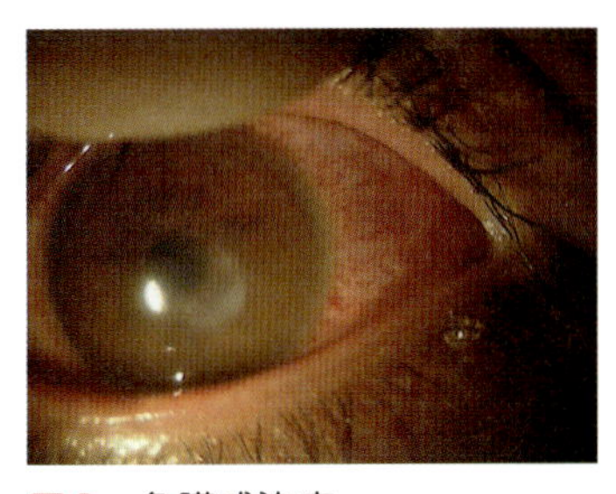

図9 角膜感染症
それまでなかった白色病変が角膜にみられたら，感染症の可能性が高い。

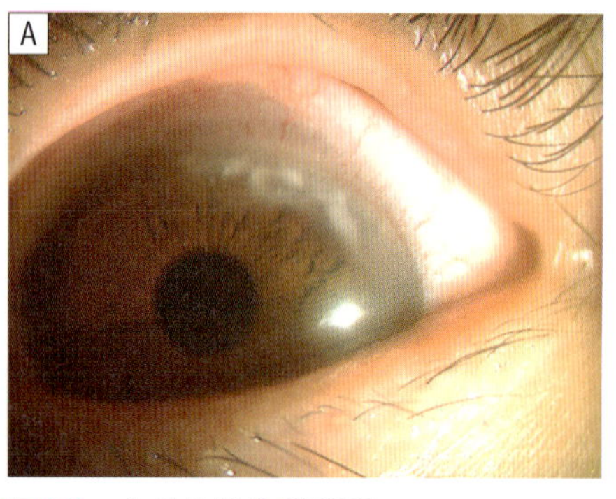

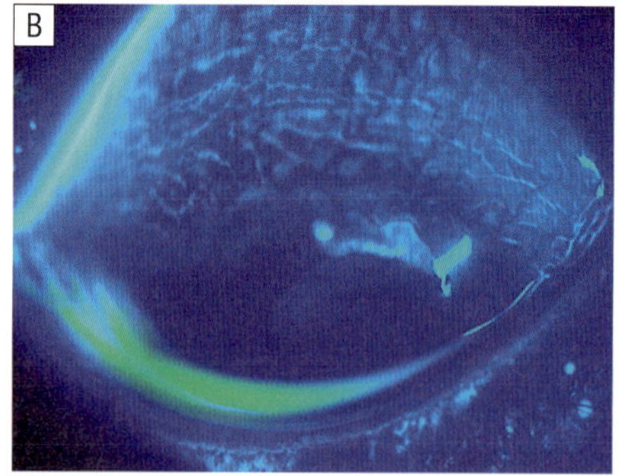

図10　カタル性角膜潰瘍

A. 12〜2時部分の角膜辺縁に白色病変がある。
B. フルオレセインに染まる部分は少ない。何度も再発を繰り返している症例。

- カタル性角膜潰瘍（図10）：眼瞼の細菌に対するアレルギー反応であり，眼瞼と接する2，4，8，10時の部位に角膜辺縁に沿う小さな潰瘍ができる。上皮欠損は少なく，角膜辺縁との間に透明帯が存在する。再発することが多い。

専 • 周辺部角膜潰瘍[3)]：リウマチに合併するものか，単独で起きるMooren潰瘍と呼ばれるものがある。角膜辺縁ぎりぎりにでき，深く，そして辺縁に沿って広がっていき，時に穿孔する。免疫抑制薬などの全身投与が必要となる。

眼科医へのアクセスが悪い場合

- カタル性角膜潰瘍であれば0.1％フルオロメトロンと抗菌薬の点眼によく反応する。悪化していくようなら周辺部角膜潰瘍（こちらは稀）と考え，眼科に紹介する。

フルオレセインで染まる角膜病変

- 角膜の傷：何かが眼に入ったあとと思われる染色があっても，染色周囲に感染を疑わせる白色病変がなければ，抗菌点眼薬とヒアルロン酸点眼薬で対処できることがほとんどである。1週間程度で治らないようであれば眼科へ。
- 線状に染まる角膜の傷（図11）：結膜異物があるはず。角膜下方の傷は下眼瞼結膜に，上方の傷は上眼瞼結膜に異物がある。下眼瞼異物は見つけやすいが，上眼瞼の異物は上眼瞼を翻転して取れなければ（見えなければ）眼科へ。症状が悪化することはなく

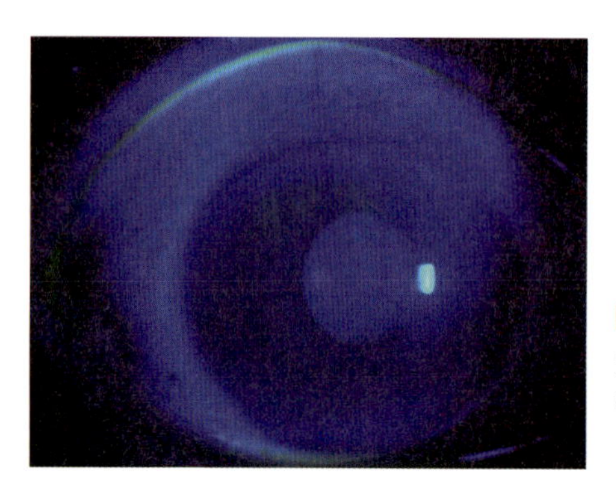

図11　結膜異物による角膜の傷

フルオレセインで線状に染まる傷が角膜にみられれば，上眼瞼結膜に異物があるはず。

（吉野眼科クリニック・吉野健一先生ご提供）

「ゴロゴロ感」程度のままであり，緊急性はない。異物によっては角膜に傷がないことも充血がないこともある。

- 樹枝状に染まる病変（図12）：角膜ヘルペスであり，アシクロビル（ゾビラックス®）眼軟膏の1日5回点入で治療する。軟膏は漸減しながら2週間程度で終了。充血しないことも多く，異物感程度の訴えで受診することも多い。

3 点眼麻酔で消えない重いような痛み

瞼裂斑炎（図13）

- 瞼裂斑（第Ⅱ章7「眼の表面に何かあります」参照）の周囲に起きた炎症。
- 炎症が起きて初めて瞼裂斑に気づくことも多い。
- 0.1%フルオロメトロンを1日4回使い，1週間程度で軽快しなければ眼科へ。

上強膜炎（図14）

- 強膜の浅いところの炎症。
- 部分的な球結膜部分の充血がみられる。眼瞼の結膜は充血せず，眼脂もないことから結膜炎と鑑別できる。
- 「重いような痛み」と訴えることが多い。
- 0.1%フルオロメトロンを1日4回使い，1週間程度で軽快しなければ眼科へ。
- 再発が多い。

専 強膜炎[3]（図15）

- 上強膜炎と同様の炎症が全周に起きる。痛みは上強膜炎より強い。
- 時に壊死性となるような重症例もあるが，数としてはさほど多くない。
- 半数程度が膠原病などの全身疾患を合併する。
- 0.1%ベタメタゾン相当のステロイド点眼薬，あるいはステロイドのテノン囊下（眼球周囲）注射が必要となることが多いため，眼科へ紹介する。

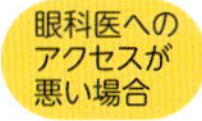

- 短期間であればステロイドの点眼とセレコキシブ（セレコックス®）[4]の内服を行う。

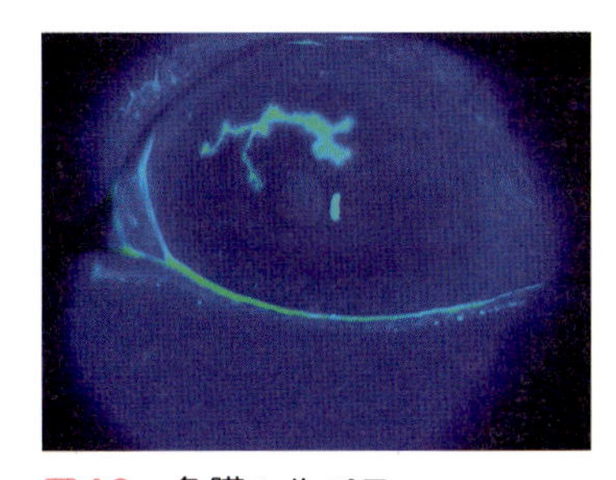

図12　角膜ヘルペス
フルオレセイン染色により樹枝状潰瘍が見えている。

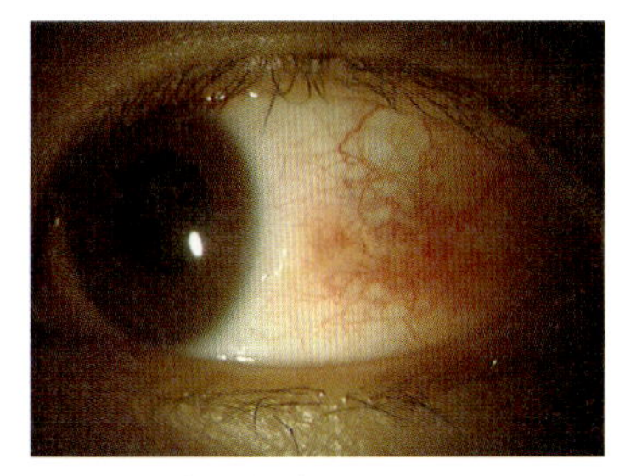

図13　瞼裂斑炎
淡黄色に見えている瞼裂斑の周りに充血が起きている。

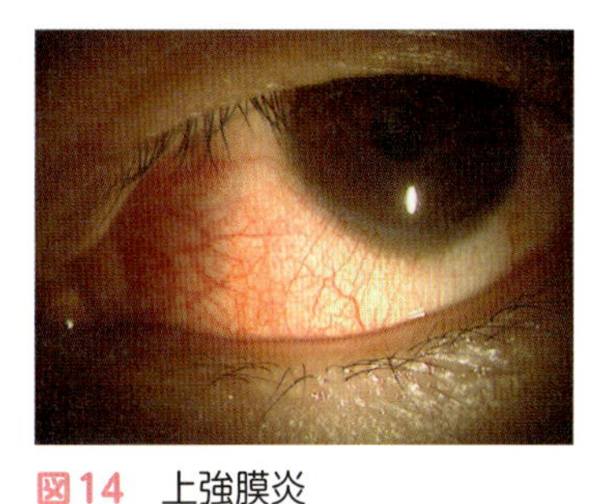

図14　上強膜炎
角膜下方から扇形に広がる充血が起きている。

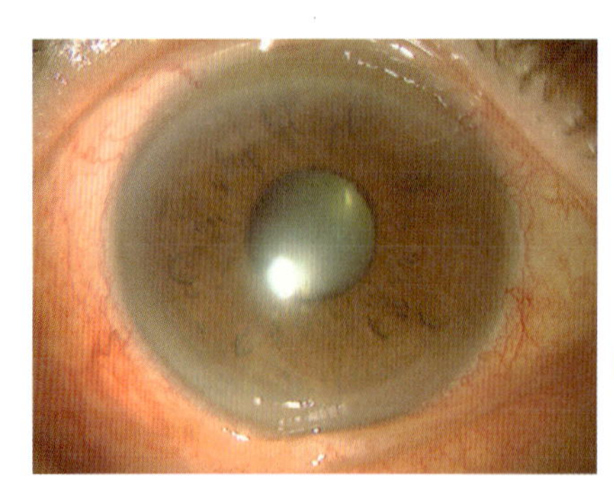

図15　強膜炎

充血の程度は軽く見えるが，全周に炎症が起きている。眼圧上昇もみられた症例。

専 軽症のぶどう膜炎（図16）

- 視力低下が起きない軽症のぶどう膜炎の場合，充血，羞明のみを訴えることがある。
- 充血は角膜周囲に起きる毛様充血となる。
- ステロイド点眼薬による治療，精査も必要なため，眼科での治療が望ましい。

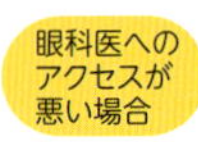

- ステロイド点眼薬（0.1％フルオロメトロン，炎症が強いなら0.1％ベタメタゾン）を短期間行い，軽快しないなら眼科へ。

眼精疲労

- 他に疾患がないことからの除外診断となる。
- 近見作業が多いと夕方充血し，休みを取ると回復する，というような軽症慢性の充血の訴えになる。
- メガネやコンタクトレンズの度の調整が必要なため眼科へ。
- シアノコバラミン（サンコバ®）の点眼薬を使ってみてもよい。

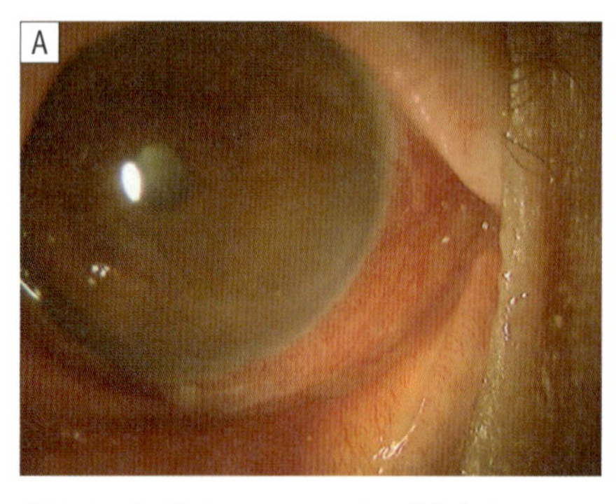

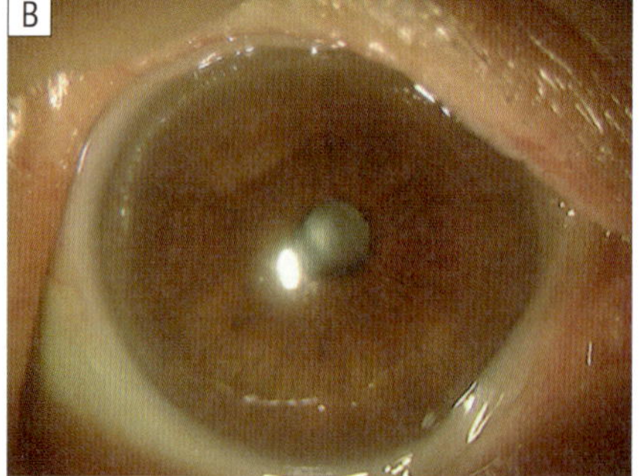

図16　虹彩炎にみられた毛様充血

A. 虹彩炎の起きている眼には角膜周辺に強く充血が起きている。
B. 同じ症例の健眼。充血はない。

4 痛みはないか，軽い

- ドライアイ，アレルギー性結膜炎，結膜びらん（指などが入って起きるが原因に気づいていないことも多い。限局した充血で上強膜炎のように見える。第Ⅰ章1「基本診察」の「フルオレセイン染色」参照），眼精疲労などがある。
- ドライアイやアレルギー用の点眼薬，あるいは眼精疲労の点眼薬で軽快すればOKだが，稀にHorner症候群，内頸動脈海綿静脈洞瘻（第Ⅱ章9「まぶたや目玉がおかしいんです」参照）があるので，眼瞼，瞳孔，眼球運動をチェックする。
- 春季カタルの輪部型で，時に充血を主訴として来院することがある（第Ⅱ章5「眼が乾きます」「眼がかゆいんです」参照）。

3 結膜充血の症状が出る全身疾患

- インフルエンザ，麻疹，水痘，風疹，川崎病，デング熱，レプトスピラ症など。
- 充血に対する治療はしなくてよい。

文献

1) Azari AA, et al：Conjunctivitis：a systematic review of diagnosis and treatment. JAMA. 2013；310(16)：1721-9.

2) アデノウイルス結膜炎院内感染対策ガイドライン（解説）. 日眼会誌. 2009；113(1)：25-46.（日本眼科学会ホームページよりダウンロード可能）
[http://www.nichigan.or.jp/member/guideline/adenovirus.jsp]

3) Galor A, et al：Scleritis and peripheral ulcerative keratitis. Rheum Dis Clin North Am. 2007；33(4)：835-54.

4) Bauer AM, et al：Celecoxib, a selective inhibitor of cyclooxygenase 2 for therapy of diffuse anterior scleritis. Am J Ophthalmol. 2005；139(6)：1086-9.

4 「眼が痛いんです」

痛み

要点

- ➡明らかな眼周囲の炎症所見がなく，開瞼できているなら，対光反応（含：RAPD），眼球運動，複視をチェックする。
- ➡視力低下があり，点眼麻酔で消失しない痛みがある場合には眼科受診が必要。その中で緊急性の高い緑内障発作を見つけ出す。
- ➡診療の流れをフローチャートにまとめた。

1 痛みの部位

- 眼周囲の痛み：腫れているなどの所見が見える。
- 眼表面の痛み：点眼麻酔で消失する。点眼麻酔をすると結膜異物が取れたかどうか確認しにくいため，「ゴロゴロする」という訴えのときには，まず点眼麻酔なしで上眼瞼を翻転して異物をチェックするのもお勧め。異物が取れれば，症状が消失することで確認できる。
- 眼内に原因がある痛み：麻酔で消失しない。
- 脳神経麻痺による複視は，眼窩深部痛や眼周囲の痛みを伴うことがある。

2 眼周囲の痛み

1 麦粒腫，急性（化膿性）霰粒腫（図1）

- 内麦粒腫はマイボーム腺の感染，外麦粒腫はツァイス腺やモル腺の感染，急性霰粒腫はマイボーム腺が肉芽となったところに感染を生じたものである。ただし，治療は同じなので，炎症があるときに鑑別にこだわらなくてよい。

眼痛の診療フローチャート

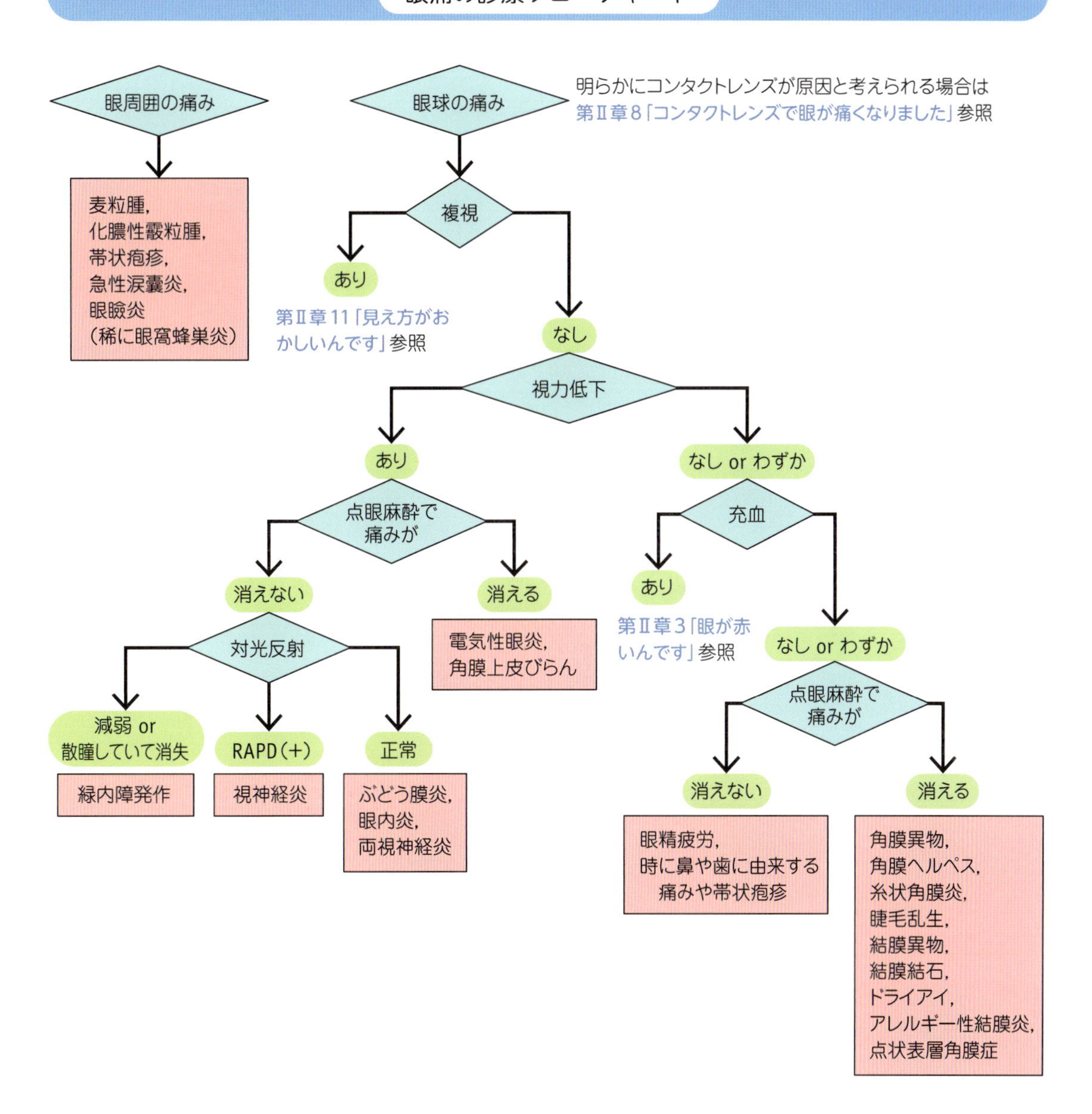

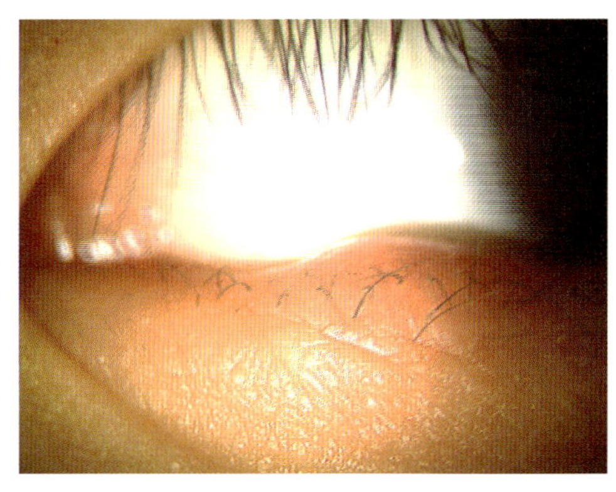

図1　急性霰粒腫

発赤，腫脹，疼痛があり，マイボーム腺が閉塞した腫瘤を触れる。

- 限局した眼瞼の発赤，腫脹，疼痛がある。
- 発赤，腫脹がはっきりしていなくても，圧痛点があればまず間違いない。
- 起因菌はブドウ球菌がほとんどなので，効果のある抗菌薬点眼，眼軟膏，内服で治療する〔レボフロキサシン（クラビット®）点眼・内服，オフロキサン（タリビッド®）眼軟膏など〕。
- 膿点がはっきりしていれば，穿刺，排膿も行う。
- 炎症が治まったあとに霰粒腫のしこりが残った場合は，切開，ステロイド軟膏（プレドニン®眼軟膏など）で治療する。しこりの消失まで数週間かかることが多い。

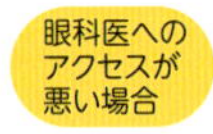

- 切開は難しいものではないが，日常的に行う必要があるなら眼科医に方法を聞いておくとよい。トリアムシノロンアセトニド（ケナコルト®）の注射を行うこともある。

2 帯状疱疹

- 三叉神経の第1枝，第2枝（図2）に帯状疱疹が出ると，眼合併症を生じる可能性がある。鼻に皮疹が出ると眼合併症が出やすい。
- 皮疹が出る前に「違和感」を訴えることがある。
- 専 眼症状は非常に多彩で，またステロイド点眼が必要となるため，眼科受診が望ましい。
- 眼科医へのアクセスが悪い場合 皮疹が睫毛の内側や鼻に出た時点でアシクロビル全身投与に眼軟膏を併用し，眼に充血が出たら眼科受診を，というのも1つの選択肢である。

3 急性涙嚢炎（図3）

- 慢性涙嚢炎が急性悪化した状態である。
- 涙嚢部の腫脹，発赤，疼痛が見られる。
- 治療は抗菌薬の全身投与と，皮膚側からの穿刺（切開）排膿。ただし，もともとの涙嚢炎を治療するには眼科での処置が必要である。

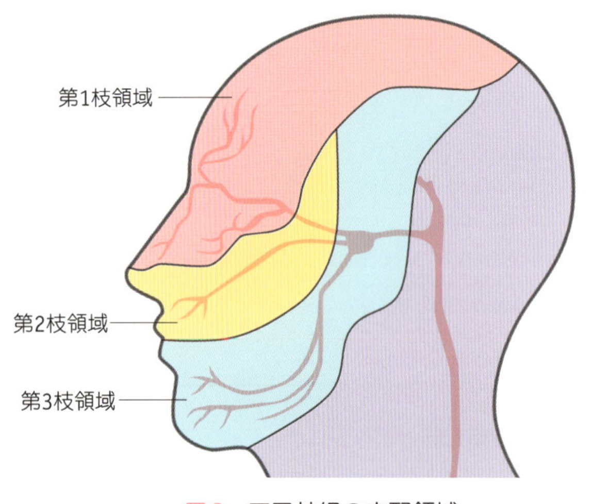

図2　三叉神経の支配領域

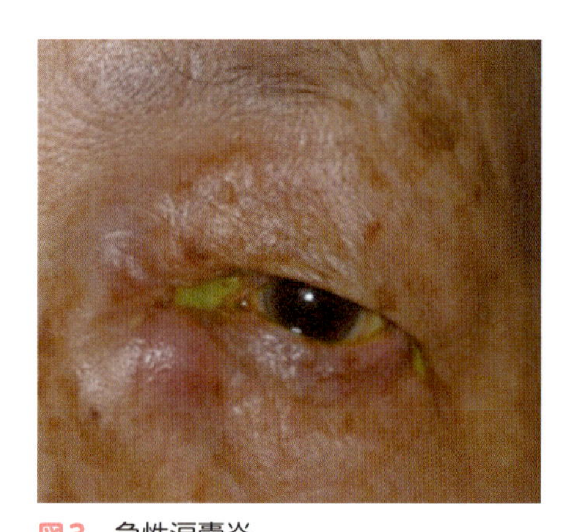

図3　急性涙嚢炎
内眼角部の涙嚢部に発赤，腫脹，疼痛を認める。
（東京慈恵会医科大学眼科・後藤聡先生ご提供）

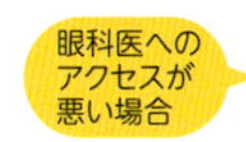

■ 慢性涙嚢炎は涙嚢部をマッサージして排膿するだけでもある程度効果がある。

4 眼瞼縁炎

（アレルギーによる眼瞼の炎症は瘙痒感のほうが強いので，第Ⅱ章5「眼が乾きます」「眼がかゆいんです」参照）

■ 睫毛根部に滲出液が見られる炎症。

■ 他覚所見以上に，強く不快感を訴える（異物感，灼ける感じなど）。

■ ブドウ球菌が原因のことが多いが，眼瞼縁の洗浄だけでも軽快することがある。

■ 湿らせたコットンや綿棒にベビーシャンプーをつけて，日に2回睫毛の根元を洗い，抗菌薬の眼軟膏を塗布する。

■ 軽快までに数週間かかったり，再発することも多いが，悪化することはほとんどないので眼科以外で対応可能。

5 眼窩蜂巣炎 急

■ 重症化すると失明，死亡に至ることがあるため，緊急対応が必要である。

■ 眼窩内，眼球周囲軟部組織に生じる比較的稀な急性化膿性炎症である。

■ 原因は副鼻腔炎が最多。

■ 眼瞼発赤腫脹，結膜充血，膿性眼脂，発熱，眼球突出，眼球運動痛，眼窩深部痛，重症例では複視，眼球運動制限，視力低下が見られる。

■ 臨床所見と血液データ，画像検査にて診断をつける。

■ 広域抗菌薬の大量全身投与で治療する。

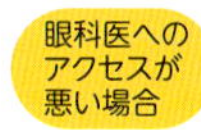

■ 眼科疾患ではあるが，治療は抗菌薬の全身投与なので，診断あるいは疑う場合には治療を開始する。

3-1 視力低下を伴うが，点眼麻酔で消える痛み

1 電気性眼炎

■ 紫外線による角膜炎である（溶接，殺菌灯，日焼けサロン，スキー場など）。

■ 必ず両眼発症。

■ 昼間に紫外線を浴びると，午前2時くらいに痛みが強くなる。

■ 激痛のため眼を開けられないが，点眼麻酔を数回行うと症状は劇的に改善する。

■ 角膜全面に見られる点状表層角膜症（フルオレセイン染色による）が病態であるが，これを見極めることができなくても（流涙のために染色がわかりにくいことがある），上記病歴聴取と症状から，診断はつく。

- 点状表層角膜症のために視力低下が起きるが，それほど重篤ではなく，痛みのほうが主訴となる。
- 基本は自然治癒を待つ。痛み対策として眼軟膏を点入し，抗菌点眼薬，ヒアルロン酸点眼薬を処方して帰す。鎮痛薬の内服を処方してもよい。

2 角膜上皮びらん（図4）

- 原因は様々（指や紙の端が眼に入った，コンタクトレンズが原因，糖尿病があり角膜上皮が剝がれやすい，「再発性角膜上皮びらん」になっている，など）。
- 視力が低下するほどのびらんであれば，フルオレセイン染色とブラックライト（第Ⅰ章1「基本診察」参照）を使えば肉眼でもはっきりと見える。
- 発症からすぐであれば（痛みを感じてからすぐの受診），単なる上皮びらんであり感染の可能性は低いが，以下の感染徴候がある場合は眼科へ。
  - 1週間程度経過している
  - 充血があり眼脂が多い
  - 何らかの白色病巣が角膜に見える
- 治療は，感染予防のために抗菌薬点眼・軟膏を，上皮再生のためにヒアルロン酸点眼を処方する。軟膏は痛み軽減作用もある。

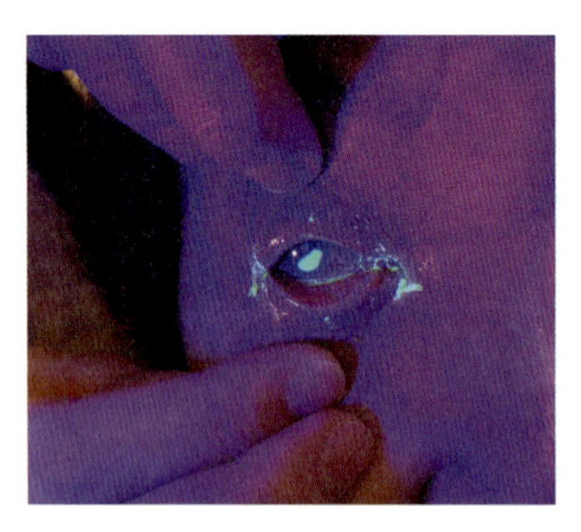

図4　角膜上皮びらん
フルオレセイン染色後ブラックライトを使うと肉眼でも見える。染色方法は第Ⅰ章1「基本診察」参照。

3-2 視力低下を伴うが，点眼麻酔で消えない痛み

- 視力低下があり，点眼麻酔で消えない痛みがある場合には眼科以外での対応はまず無理なため，至急眼科に紹介する。
- 最も緊急性の高い「緑内障発作」を見逃さない。その他は翌日の眼科受診でもよい。

1 緑内障発作 急

- 診断がついた時点で眼科へ。
- 時間外受診であっても眼科での治療（レーザー，もしくは観血的手術）が必要。
- 眼球内の房水の流れ道である隅角（第Ⅰ章3「内服薬などによる眼の副作用」参照）が閉じることにより，眼圧が上昇する。
- 早急に眼圧を下げないと視神経が傷害を受け失明する。
- 通常は片眼であるが，稀に両眼発症がある。
- 頭痛，眼痛，悪心・嘔吐，視力低下の自覚症状と，充血，散瞳，対光反応の減弱あるいは消失の所見あり。眼圧上昇による角膜浮腫のため，“瞳孔が見えにくい”ことも1つの判断材料となる。
- すべての症状が典型的にそろわないこともあり，眼の痛みがあり散瞳しているときは眼圧上昇を疑う。
- 眼圧を測ることができれば確定診断がつきやすい（眼圧のチェック法については，第Ⅰ章1「基本診察」参照）。
- 可能であればピロカルピン塩酸塩点眼（1％あるいは2％を1時間に2，3回点眼する）とマンニトールの点滴を行う。

2 視神経炎 急

- 原因は多発性硬化症，感染，自己抗体によるものなど様々である。
- 急激な（数日レベル）視力が低下を認める。
- 眼球運動痛（「キョロキョロすると眼が痛い」），眼窩深部痛（「眼の奥が痛い」）を訴える。
- 痛みが先行してから視力低下することもある。
- 片眼の発症であれば相対的瞳孔求心路障害（relative afferent pupillary defect：RAPD（第Ⅰ章1「基本診察」の「swinging flashlight test」参照）陽性。なお，小児は両眼発症のことが多く，この場合はRAPD陽性とならない。
- 眼底所見は正常（眼球より後部の炎症の場合），もしくは視神経乳頭が浮腫状となる。
- 緊急度は「翌日眼科受診でもOK」となるが，片眼の急激な視力低下を起こす最も緊急度の高い網膜中心動脈閉塞症（第Ⅱ章10「見えにくくなりました」参照）との鑑別が必要（眼底で動脈閉塞のcherry red spotが判別できればOK）。動脈閉塞症による視力低下は，発症時間がはっきりわかるほど急激であり，痛みは伴わない。
- 治療は，ステロイドパルスを行うかどうかを眼科で検討する。
- 眼科受診までに行えることはない。

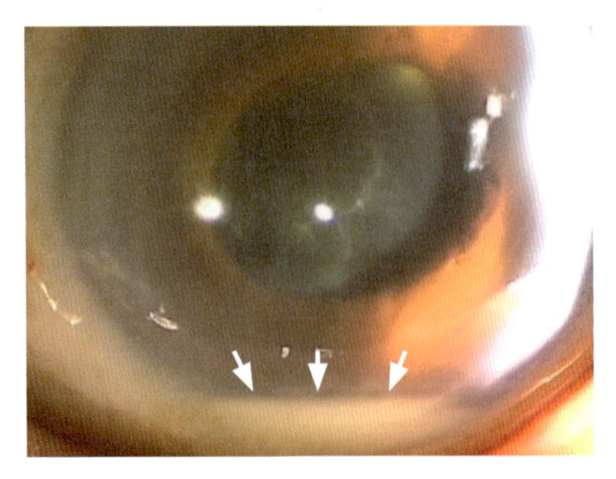

図5　前房蓄膿
白内障術後の細菌感染による術後眼内炎。炎症細胞がニボーを形成しているのが見える。治療は硝子体手術と抗菌薬投与になる。
（杏林大学眼科・井上真先生ご提供）

3 ぶどう膜炎，眼内炎 急

- 炎症が眼内に起きた，あるいは波及した状態。
- 充血や視力低下，痛みは軽度のこともある。羞明，流涙，霧視，飛蚊症など特異性の低い訴えが多い。
- 緑内障と異なり，散瞳することはない。
- 前房蓄膿（大量の炎症細胞が前房にある状態，図5）があれば，原因は何であれ眼科へ紹介する。
- 眼内炎症を見つけるテストが陽性となる（第Ⅰ章1「基本診察」の「眼内炎症の検出方法」参照）。
- 感染によるものと，内因性の非感染性のものは治療がまったく異なるため，眼科以外で治療するのはまず無理である。一両日の眼科受診を指示する。
- リスクファクター：白内障術後（手術後よく見えていたものの，術後1週間以内に視力低下を訴える場合は術後眼内炎を考え[1]，執刀施設に連絡する），中心静脈栄養（intravenous hyperalimentation：IVH。真菌性眼内炎となることがある），角膜感染症あるいは遷延している角膜上皮びらんなど。

4 視力低下はない，あるいは軽症で，充血を伴う痛み

- 第Ⅱ章3「眼が赤いんです」参照。

5-1 視力低下も充血もはっきりせず，点眼麻酔で消える痛み

- 緊急度は低いが，眼科に行かないと診断がつかない場合も多い。ほとんどが後述するドライアイ，アレルギー性結膜炎，角膜にできた軽症の傷である。痛みは異物感程度（「違和感」「ゴロゴロする」などの症状が続いているという訴えで受診してくる）であり，治療をしないと数日で悪化してくるのは鉄片の角膜異物くらいである。
- まず，角膜上に異物がないかを確認し，次にフルオレセイン染色をして角膜に何か所見がないかチェックし（染色される病変があるのか，睫毛が触れているのか），特に所見がなければ上眼瞼を翻転して結膜異物，結石の有無を確認する。

1 角膜異物（図6） 専

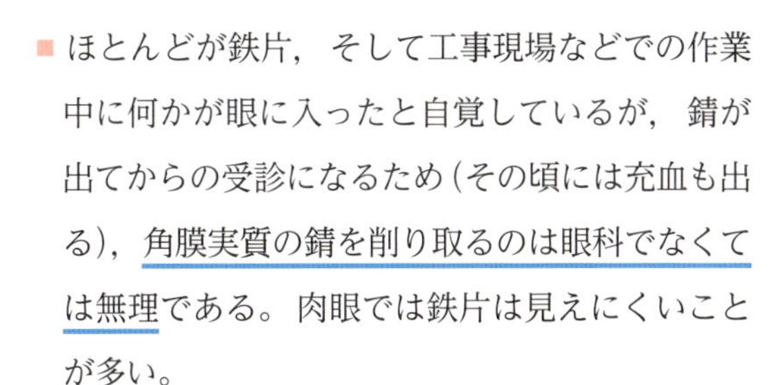

- ほとんどが鉄片，そして工事現場などでの作業中に何かが眼に入ったと自覚しているが，錆が出てからの受診になるため（その頃には充血も出る），角膜実質の錆を削り取るのは眼科でなくては無理である。肉眼では鉄片は見えにくいことが多い。

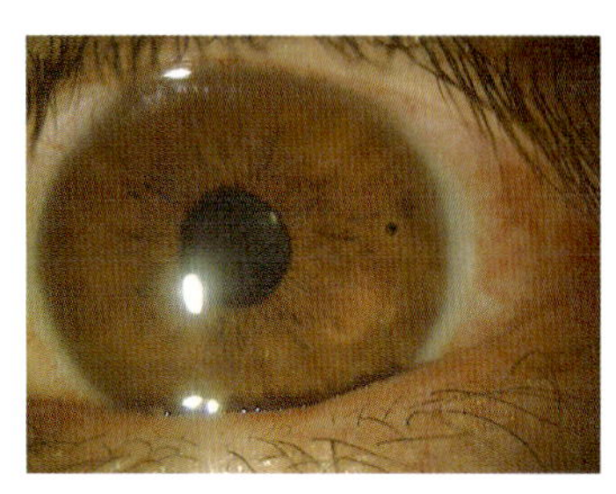

図6　角膜異物
鉄片異物を3時方向に認める。簡単に取れそうに見えるが，すでに錆が出始めているため，角膜実質を削る処置が必要であった。

2 角膜ヘルペス（図7）

- フルオレセイン染色で典型的な樹枝状潰瘍が見られればアシクロビル眼軟膏で治療する。他の疾患の治療にステロイド点眼を使用していると非典型的な症状になることが多く，眼科でも診断に悩むことがあるが，アシクロビル眼軟膏は副作用が少ないこともあり，ヘルペスを疑ったら使ってみて問題ない。

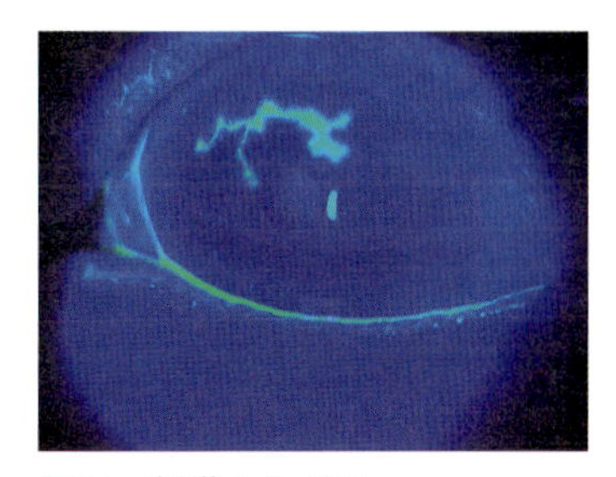

図7　角膜ヘルペス
フルオレセイン染色をすると典型的な樹枝状潰瘍が見える。

3 糸状角膜炎（図8）

- 角膜上皮が索状物となり，非常に異物感が強い。取ってもすぐ再発する。ドライアイの治療薬であるレバミピド点眼（ムコスタ®）で軽快する[2)]。人工涙液（市販のソフトサンティア®など）や低濃度のステロイド点眼が必要なこともある。

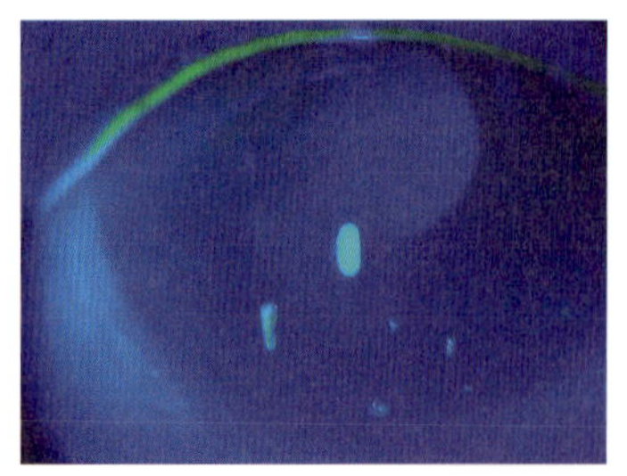

図8　糸状角膜炎
フルオレセイン染色をすると，肉眼でも見つけやすくなる。

4 睫毛乱生（図9）

- 睫毛が角膜に触れているのはフルオレセイン染色をすると見やすくなる。「逆さ睫毛がある」と患者本人が自分で抜いていることも多い。睫毛鑷子で抜去する。ヒアルロン酸点眼だけで対処してもよい。眼瞼内反がある場合は根本的な治療は手術となる。

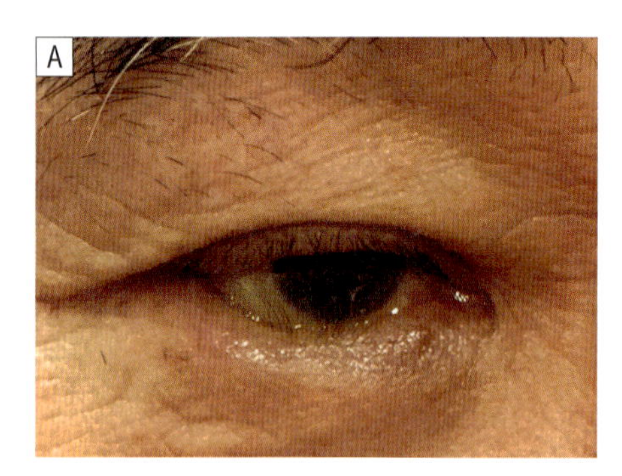

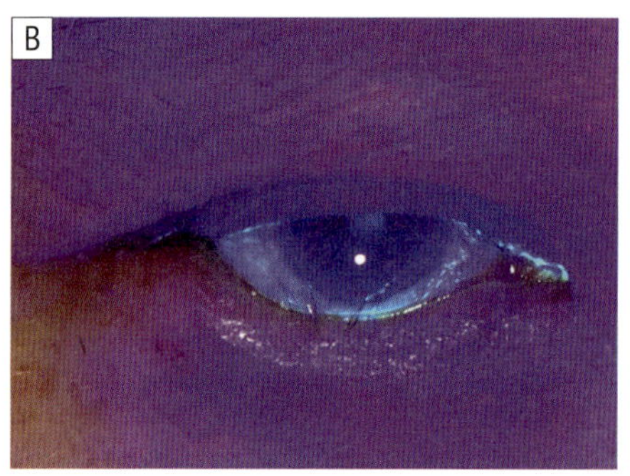

図9　睫毛乱生
A. 肉眼でも，抜くべき睫毛はだいたいわかる。
B. フルオレセイン染色をすると（この写真はブラックライトによる撮影），眼表面に触れている睫毛がわかりやすくなる。

5 結膜異物（図10）

- 異物が上眼瞼の結膜部分に入ると眼瞼を翻転しないと取れない。また，いつ入ったのか気づいていないことが多い。肉眼で見える異物は簡単に取れるが，洗顔料に入っている人工物のスクラブや，透明な植物のトゲなどは肉眼ではまず見えない。綿棒でそっと上眼瞼結膜表面を触り取れればよいが，取れなければ眼科を受診してもらう（緊急性はないので都合の良いときに受診すればOK）。

6 結膜結石

- 第Ⅱ章7「眼の表面に何かあります」参照。
- 分泌物が石のようになったもの。時に異物感の原因となる。

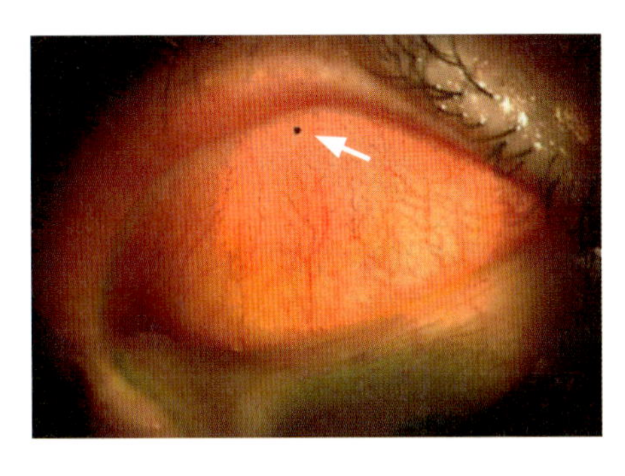

図10　結膜異物
上眼瞼を翻転しているところ。
（吉野眼科クリニック・吉野健一先生ご提供）

7 ドライアイ，アレルギー性結膜炎，点状表層角膜症

■ フルオレセイン染色ではっきりしないドライアイや，軽症のアレルギー性結膜炎の場合，「ゴロゴロする」「違和感がある」という訴えになる。前述した「1（角膜異物）」～「6（結膜結石）」の所見がない場合には，ヒアルロン酸点眼薬や抗アレルギー点眼薬を使ってみる。

5-2 視力低下も充血もはっきりとせず，点眼麻酔で消えない痛み

■ 眼精疲労のことが多いが，副鼻腔炎や，歯が原因のこともある。

専 ■ 他に症状がなく，困っているなら眼科へ。

文献

1) Inoue T, et al：Incidence of endophthalmitis and the perioperative practices of cataract surgery in Japan：Japanese Prospective Multicenter Study for Postoperative Endophthalmitis after Cataract Surgery. Jpn J Ophthalmol. 2018；62(1)：24-30.

2) 池川和加子，他：レバミピド点眼液が奏効した糸状角膜炎の3症例. あたらしい眼科. 2014；31(9)：1369-73.

5 「眼が乾きます」「眼がかゆいんです」

乾き かゆみ

要点

➡ドライアイとアレルギー疾患の鑑別がつかないことも多いので，双方の治療点眼薬を使ってみるのも1つの方法。

➡時に重症のドライアイ，アレルギー性結膜炎の場合もあるので，治りにくい場合は眼科へ。

1 ドライアイなのかアレルギー疾患なのか

- 乾き：ドライアイ，かゆみ：アレルギー性結膜炎であることが多いが，必ずしもそうではない。また同時に起きていることも多い。
- 両者の主訴は**表1**に挙げたように重複しているため，自覚症状だけで診断するのは難しいことがある。
- 診断に悩むようであれば，ドライアイ，アレルギー疾患の双方の治療点眼薬を使ってみる。

表1 ドライアイとアレルギー性結膜炎の自覚症状

●眼が乾く	●眼が痛い
●眼が疲れる	●眼が重たい
●眼がゴロゴロする	●眼に不快感がある
●眼がかすむ	●涙が出る
●眼がかゆい	●まぶしい
●眼が赤くなる	●目やにが出る

2 ドライアイ

1 ドライアイとは

- ドライアイの定義は2016年に改訂され，涙液層の安定性が低下し，眼不快感や見えにくさが出る疾患とされている[1)]。
- 一番多くみられるドライアイは，涙液分泌も十分にあり，眼表面に傷がなく，それにもかかわらず開瞼してから涙液層に乾いたエリアが出現するまでの時間が短いタイプである。

2 治療

- ドライアイの点眼薬として現在多く使われているのは，ジクアホソルナトリウム（ジクアス®），レバミピド（ムコスタ®），0.1％ヒアルロン酸点眼薬の3種類。
- 眼科医は涙液層の状態（図1）を見て薬の使い分けをしているが[2)]，眼科以外ではこれらの点眼のうちどれかを用い，効果のあるものを続ければよい（併用も可）。
- ジクアス®は点眼開始時にしみる感じがしたり，充血が出現することがあるが，そのうちに起きなくなる。効果が出ると増えたムチンが眼脂のようになるので（「のびる目やに」と表現されることが多い），気になる場合は点眼回数を1日6回から4回に減らす。
- ムコスタ®は白濁した点眼薬であるため，点眼直後に霧視が出る。また，苦味の強い点眼薬である。
- 両者とも2週間以上使用しないと効果は出ないことが多い。
- 0.3％ヒアルロン酸点眼薬は，薬液のほうに涙が移行し，かえって乾燥感が出てしまうため，ドライアイに処方することはない（兎眼や角膜上皮びらんのように涙が多いのに乾燥感が出る，上皮を再生させたい，というときには用いることがある）。

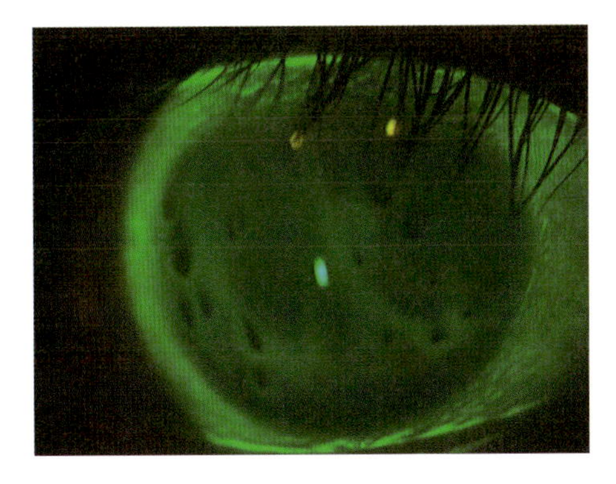

図1　フルオレセイン染色による涙液層
開瞼直後に類円形の乾いた部分が多発する，spot breakと呼ばれるドライアイのタイプである。このタイプは眼表面のムチンが不足しており，従来のドライアイ治療は効果がなく，ジクアス®，ムコスタ®が開発されるまで非常に治療抵抗性であった。見えにくさの訴えが強く，ドライアイと診断がついていないことも多い。

3 ドライアイの症状がみられる病態・疾患

- Sjögren症候群：涙腺が破壊され，涙液分泌低下，眼表面の傷が出現する重症ドライアイであり，治療には涙点プラグが必要なことが多い。点眼で軽快しなければ眼科へ。
- 結膜弛緩（図2）：加齢に伴って出現する結膜のしわである。乾燥感を訴えるのであればジクアス®を，異物感の場合にはムコスタ®を使ってもらうが，流涙の場合には結膜嚢を占拠している結膜を切除する必要があるので，困っているなら眼科へ。
- 糸状角膜炎（図3）：角膜上皮に分泌物がからみつき，索状になったものが角膜上にできる。非常に異物感が強い。除去してもすぐ再発するのでムコスタ®を使う[3]。
- 眼瞼痙攣：ドライアイ症状が点眼治療で治らない場合，眼瞼痙攣であることがある。また併発していることも多い（第Ⅱ章9「まぶたや目玉がおかしいんです」参照）。

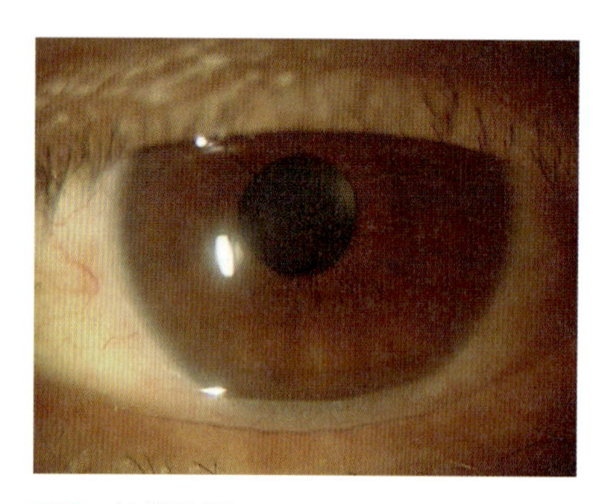

図2　結膜弛緩
下眼瞼に沿って弛緩した結膜が見えている。

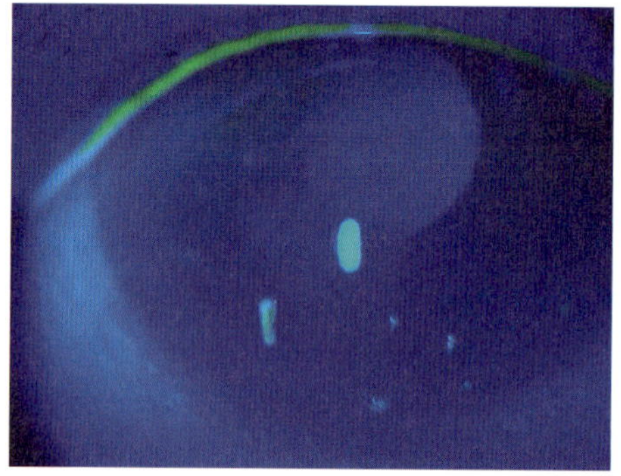

図3　糸状角膜炎
フルオレセインで染色すると索状の病変がよく見える。

3 アレルギー疾患

1 季節性アレルギー性結膜炎

- スギ花粉症に代表される季節限定の花粉によるアレルギー性結膜炎。
- 抗アレルギー点眼薬〔オロパタジン塩酸塩（パタノール®），エピナスチン塩酸塩（アレジオン®）〕が治療の基本となる。
- 症状が強いときにはステロイド点眼薬（0.1％フルオロメトロン）を使うこともあるが，副作用である眼圧上昇に注意。
- ステロイド点鼻薬が効くこともある[4]。
- 花粉が飛散する2週間前より治療を始める初期療法[5]も行う。上記抗アレルギー点眼薬を早めに使ってもらう。

- ゴーグル（花粉が眼表面に入ることを防ぐ），人工涙液型点眼薬（ソフトサンティア®）や点眼型洗眼薬（ウェルウォッシュアイ®）などの市販薬による洗眼（花粉を眼表面から洗い流す，花粉が破裂して抗原蛋白が出ることを防ぐ），冷却（アレルギーの症状を抑える）などもお勧め。
- 市販薬ではスイッチOTCにケトチフェンフマル酸塩（ザジテン®）があるが，時に接触アレルギーを起こすので注意する。

2 通年性アレルギー性結膜炎

- 1年中症状のあるアレルギー性結膜炎で，ハウスダストやダニが主な原因である。
- 治療は，初期療法以外は前述の季節性アレルギー性結膜炎と同じである。

3 アトピー性角結膜炎

- アトピー性皮膚炎に伴うもの（第Ⅱ章9「まぶたや目玉がおかしいんです」参照）。

4 春季カタル（図4） 専

- 結膜に増殖性変化がみられる重症アレルギー性結膜炎。
- 学童期の男児によくみられるが，症例数としては少ない。
- かゆみだけでなく角膜に病変が生じることがあり，視力への影響が出る。
- 視力の成長期に見えにくい状態が続くと弱視（第Ⅰ章1「基本診察」参照）になる可能性があり，10歳未満で強いアレルギー症状がみられる場合は眼科で治療するほうがよい。
- 抗アレルギー点眼薬のみで治療できることは少なく，最近は免疫抑制薬の点眼による治療が主体となっている[6]。

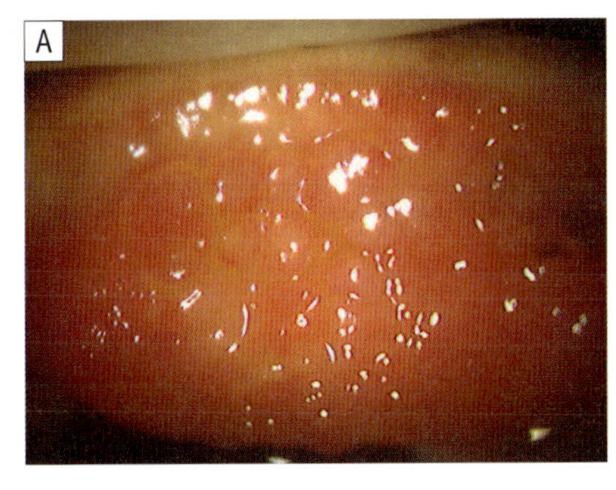

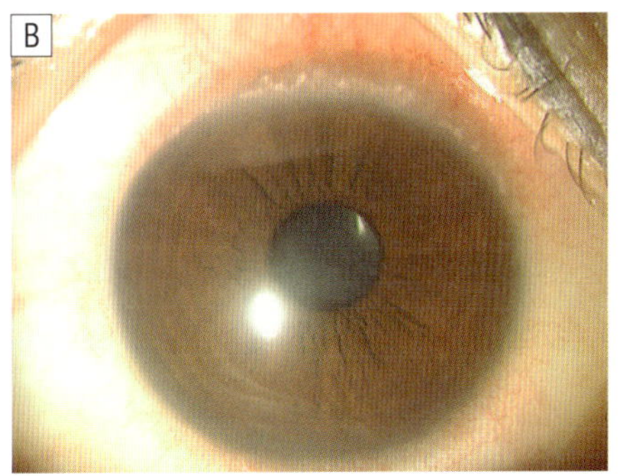

図4　春季カタル

A. 眼瞼型。上眼瞼結膜に特徴ある石垣状の乳頭増殖がある。
B. 輪部型。上方結膜の充血と，角膜辺縁にトランタス斑と呼ばれる隆起した病変がみられる。

5 巨大乳頭結膜炎（図5）

- 主にソフトコンタクトレンズ（時に義眼や眼瞼の縫合糸）が原因で生じる。かゆみよりも，異物感やレンズのずれやすさ，汚れやすさを訴えることが多い。
- 上眼瞼の結膜に乳頭がみられる。
- レンズ装用中止（装用するとしたらワンデータイプのもの），ステロイド点眼薬（0.1%フルオロメトロン）で治療する。
- 同じ種類のレンズを使用すると再発することも多いため，コンタクトレンズの種類変更を検討する。

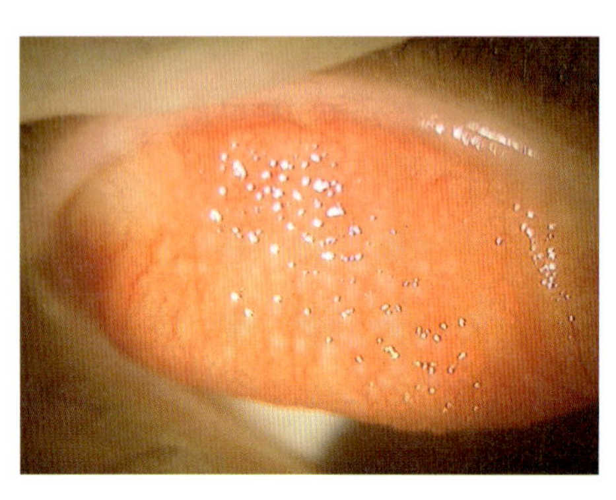

図5　巨大乳頭結膜炎
ソフトコンタクトレンズ使用中にみられたもの。乳頭がいくつも見えている。通常のアレルギー性結膜炎にみられる乳頭はサイズが小さい。

4 コンタクトレンズ使用時 専

- コンタクトレンズをつけているときの不調はレンズが原因なので，処方した眼科で相談してもらうのが基本となる。
- 乾きにくいのはハードコンタクトレンズだが，ソフトコンタクトレンズならシリコーンハイドロゲル素材のものがお勧め。
- アレルギー性結膜炎があるときには，使い捨てのワンデータイプのものを用いるとよい。
- ハードとワンデータイプの使い捨てコンタクトレンズ装用時に点眼するのは問題ない。
- 2週間や1カ月の定期交換ソフトコンタクトレンズ装用中は，できれば防腐剤の塩化ベンザルコニウムが入っていない点眼薬を使う。
- 乾きに対しては人工涙液型点眼薬（ソフトサンティア®など）で対処できることもある。

文献

1) 島崎 潤, 他：日本のドライアイの定義と診断基準の改訂（2016年版）. あたらしい眼科. 2017；34(3)：309−13.

2) Yokoi N, et al：Classification of Fluorescein Breakup Patterns：A Novel Method of Differential Diagnosis for Dry Eye. Am J Ophthalmol. 2017；180：72−85.

3) 池川和加子, 他：レバミピド点眼が奏効した糸状角膜炎の3症例. あたらしい眼科. 2014；31(9)：1369−73.

4) Hom MM, et al：The anatomical and functional relationship between allergic conjunctivitis and allergic rhinitis. Allergy Rhinol. 2013；4(3)：e110−9.

5) 深川和己, 他：季節性アレルギー性結膜炎に対するエピナスチン塩酸塩点眼薬による初期療法の効果. アレルギー・免疫. 2015；22(9)：1270−80.

6) Takamura E, et al：Japanese guidelines for allergic conjunctival diseases 2017. Allergol Int. 2017；66(2)：220−9.

6「涙があふれます」

流涙

要点

- 生下時よりの流涙は生後半年くらいで，抗癌剤使用中の流涙は症状が出た時点で眼科へ。
- 涙道が閉塞していないことはフルオレセイン染色で判定できる。
- プライマリケアで最も遭遇する可能性が高いのは結膜炎によるものや，加齢が原因のものである。
- 診療の流れをフローチャートにまとめた。

1 生下時よりの流涙

- 涙の流れと涙道を図1に示す。
- 先天性鼻涙管閉塞が考えられる。

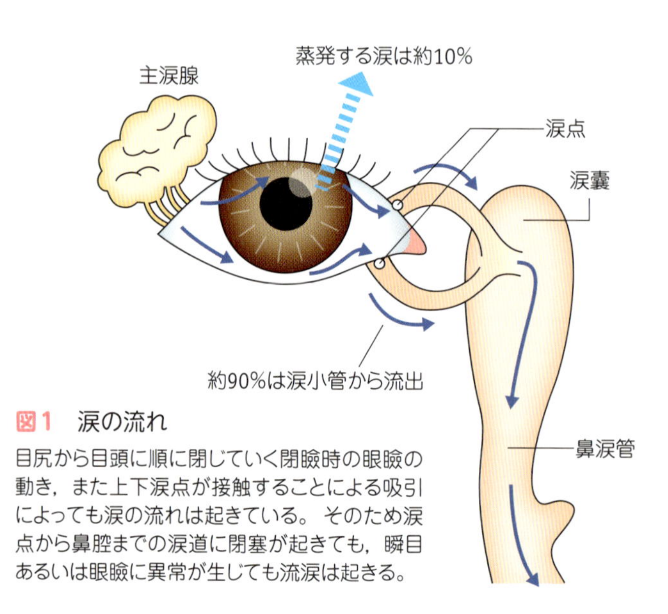

図1　涙の流れ

目尻から目頭に順に閉じていく閉瞼時の眼瞼の動き，また上下涙点が接触することによる吸引によっても涙の流れは起きている。そのため涙点から鼻腔までの涙道に閉塞が起きても，瞬目あるいは眼瞼に異常が生じても流涙は起きる。

流涙の診療フローチャート

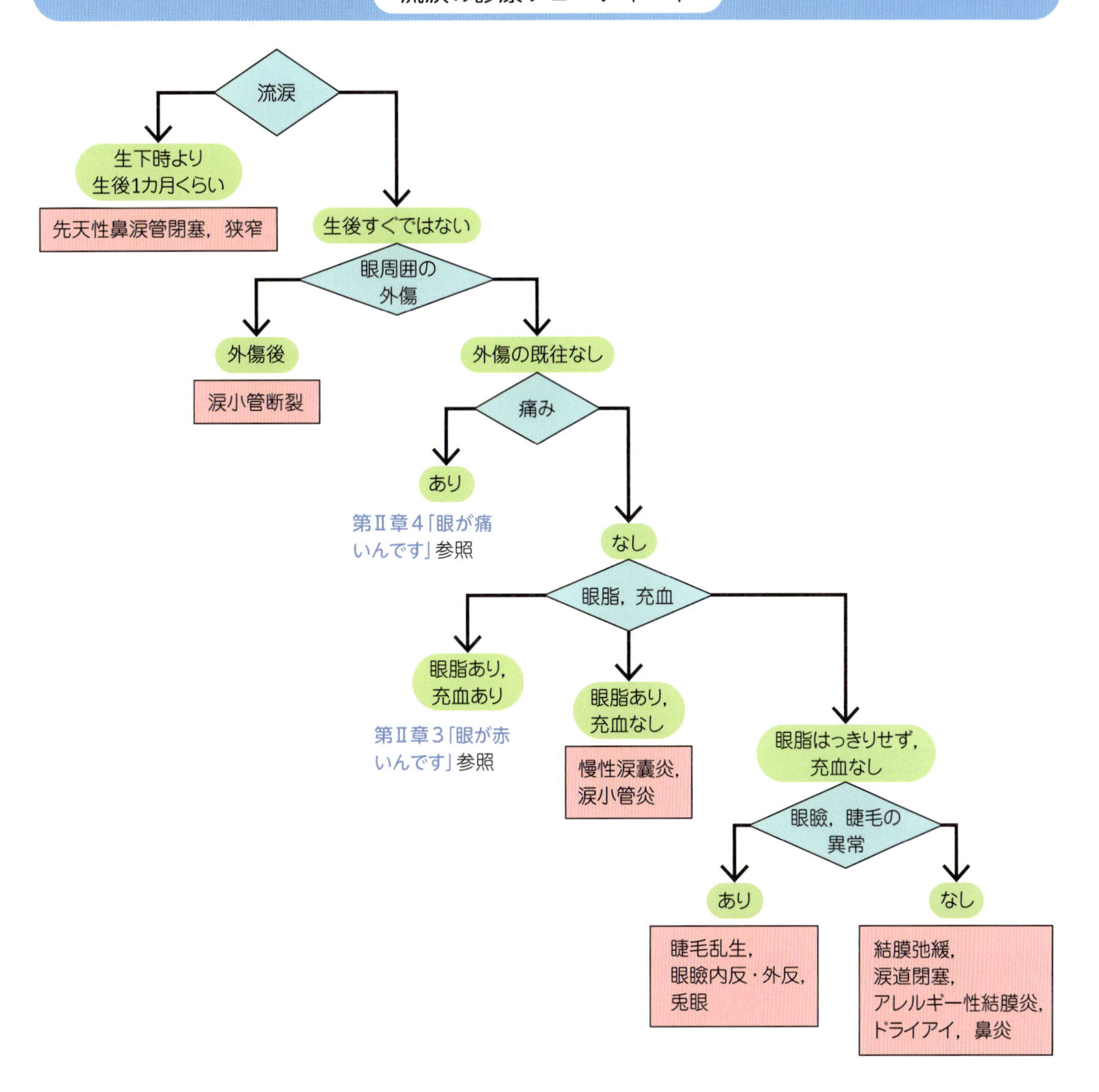

- 典型例では生後1カ月以内に眼脂と流涙の症状があり，抗菌点眼薬で眼脂は減るが点眼をやめると再発する。
- 後述の色素残留試験で判定できる。
- 1歳までに自然開通することが多いと報告されているが[1)]，生後半年以降は処置に全身麻酔が必要になることもあるため，生後半年くらいまでに眼科へ。ブジーや内視鏡による開放術を行うため，眼科以外での対処は無理である。
- 眼脂が多いときのみ抗菌点眼薬を使う。
- 流涙の症状が出ている場合，稀に緑内障のこともあるので角膜混濁，角膜拡大がないかチェックする。

2 外傷後 専 急

- 内眼角付近の眼瞼裂傷は涙小管断裂となることがある。
- 断裂を疑う場合は受傷後なるべく早く対応（手術）できる眼科あるいは形成外科へ紹介する。

眼科医へのアクセスが悪い場合

- 涙点は上下あり，どちらか片方だけでもある程度機能するため，再建をあきらめるのも1つの方法である。

3 痛みがある

- 第Ⅱ章4「眼が痛いんです」参照。

4 眼脂がある

1 充血あり

- 第Ⅱ章3「眼が赤いんです」参照。

2 充血なし 専

- 充血は軽度で，内眼角部を圧迫すると涙点から眼脂が出てくる場合，慢性涙嚢炎と涙小管炎が考えられる（図2）。慢性涙嚢炎のほうが頻度は高い。

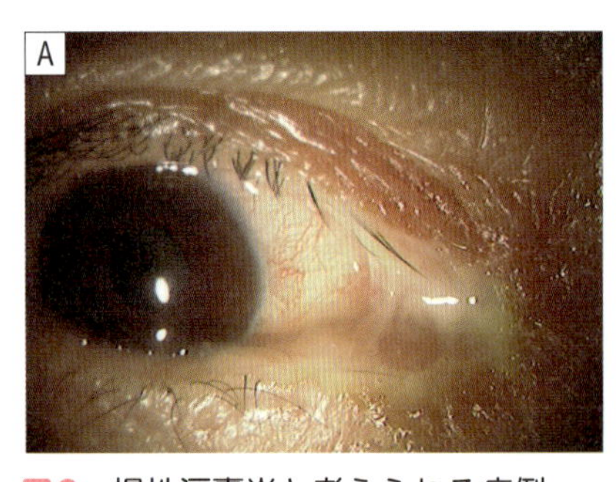

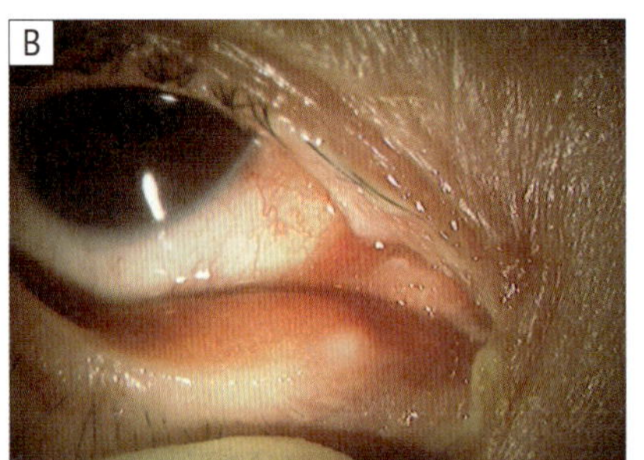

図2　慢性涙嚢炎と考えられる症例

A. 眼脂の訴えで受診。
B. 眼脂を取り除くと結膜充血は軽く，涙点を圧迫すると眼脂が出てくる。涙洗にて涙道閉塞を確認した。

- 慢性涙嚢炎は，涙道が閉塞しているときに起きる感染で，急性化することがあるため(第Ⅱ章4「眼が痛いんです」参照)，眼科で涙道再建術を行うのが根本的治療となる。
- 涙小管炎は涙小管内に放線菌などの菌塊ができているため，根本的な治療は菌塊除去となる。内眼角部を圧迫するだけでも排出できることはあるが，涙点部の切開が必要なことが多い。

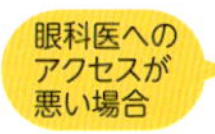

- 涙嚢部のマッサージを行うだけでも涙嚢炎の排膿はある程度可能である。涙洗針を使っての涙洗ができるのであれば，通水していないことが確認できる。それにより慢性涙嚢炎の診断がつき，涙洗することで治療にもなる。通水していれば涙小管炎が考えられる。

5 眼脂はそれほどでもなく，充血もない

1 眼瞼，睫毛の異常

- 睫毛乱生，眼瞼内反：睫毛が角膜に触れる刺激で涙の反射性分泌が起きる。睫毛は抜去する。眼瞼内反の根本的治療方法は手術である。
- 眼瞼外反：瞬目がうまくいかないことにより流涙が起きる。根本的治療方法は手術である。
- 兎眼：顔面神経麻痺，外傷，熱傷，眼球突出などにより閉瞼できなくなった状態(図3)。閉瞼が治りにくい場合は程度に応じて手術を行う。

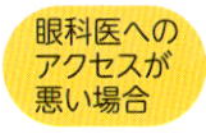

- ヒアルロン酸点眼薬(ドライアイ治療と異なり，流涙がある場合は0.3%のほうが効果的なことが多い)，眼軟膏，角膜保護専用テープ(メパッチ®クリア)などで眼表面を保護する。

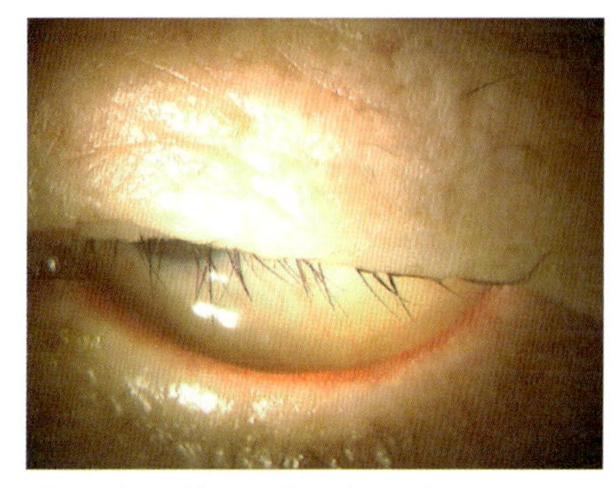

図3　顔面神経麻痺による兎眼
閉瞼しても眼表面が見えている。

2 結膜弛緩

- 結膜嚢を弛緩した結膜が占拠することにより流涙の症状が出ることがある。
- 訴えが強ければ眼科で切除する。

3 涙道閉塞 専

- 加齢によるものが多いが，抗癌剤[2]投与中(第Ⅰ章3「内服薬などによる眼の副作用」参

照)，流行性角結膜炎後に起きることもある。

- 抗癌剤によるものは不可逆性であり，抗癌剤を中止しても戻らないため，使用中に流涙の訴えがあれば眼科受診が望ましい。
- 閉塞しているかどうかは後述の色素残留試験で判定する。治療はチューブ留置や手術となる。

眼科医へのアクセスが悪い場合

- 色素残留試験にて涙道閉塞が疑われても実際は閉塞がないこともあり（機能性流涙と呼ばれ効果的な治療法はない），また治療しても再閉塞することもあり，流涙に対する積極的な治療はしない，というのも1つの方法である。涙で眼瞼皮膚がただれてしまう場合，ステロイド〔プレドニゾロン酢酸エステル（プレドニン®）〕眼軟膏を使用するだけでも症状はある程度軽減できる。

4 アレルギー性結膜炎（軽症），ドライアイ，鼻炎

- アレルギーでは炎症による涙液分泌，ドライアイでは眼表面が乾燥することによる反射性の涙液分泌がみられることがある。
- 上記疾患がないことからの除外診断になると思われる。
- 抗アレルギー点眼薬，ドライアイ治療薬の点眼を行ってみる。
- 時に鼻炎が原因となることもあるので，鼻症状があるならその治療も行う。

6 色素残留試験[3]（図4）

- フルオレセイン染色をして5～15分後にまだ染色液が残っていれば陽性であり，涙道閉塞と判定する。
- 何分後に判定するかについてはいくつか報告があるが，5分後に色素が残っていれば

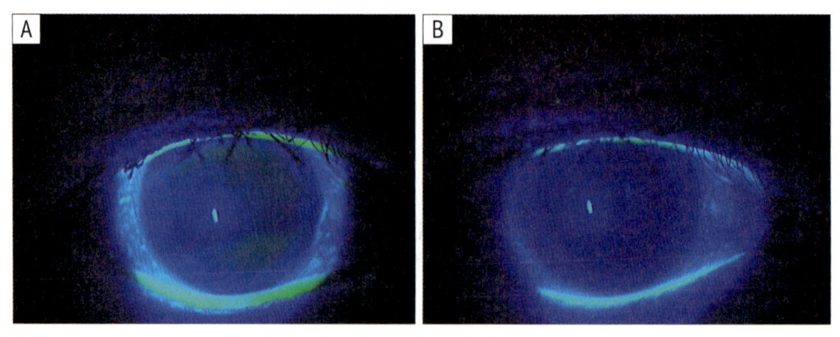

図4　フルオレセイン染色による色素残留試験

A. 染色直後。下眼瞼に沿う涙液は多めである。
B. 15分後。染色液は残っているが量は減っている。涙洗にて涙道閉塞はないことを確認した。涙点が小さいことによる流涙の訴えが出ていた症例。

15分後まで待ってみる。涙道が狭いだけの場合，15分後に色素は残っていても減っている。

- 小児の場合，泣いてしまうと判定しにくいが，涙道が通っていれば鼻汁がフルオレセインに染まり，涙道閉塞はないと判定できることがある。
- この試験が陽性であっても，涙道閉塞がないこともある（兎眼，眼瞼外反，結膜弛緩などもそうだが，涙道や眼瞼にまったく異常がみられなくても流涙になることはある）。

文献

1） Vagge A, et al:Congenital Nasolacrimal Duct Obstruction(CNLDO). A Review. Diseases. 2018;6(4):E96.

2） Kim N, et al:S-1-Induced Lacrimal Drainage Obstruction and Its Association with Ingredients/Metabolites of S-1 in Tears and Plasma:A Prospective Multi-institutional Study. Cancer Res Treat. 2018;50(1):30-9.

3） Kashkouli MB, et al:Reliability of fluorescein dye disappearance test in assessment of adults with nasolacrimal duct obstruction. Ophthalmic Plast Reconstr Surg. 2013;29(3):167-9.

第Ⅱ章 症候別各論

7 「眼の表面に何かあります」

眼表面異常

要点

- ➡知っていれば診断は簡単なことがほとんどである。
- ➡肉眼で見えるので診断もつきやすい。

1 結膜浮腫（図1）

- アレルギーや，眼をこすることで発症する浮腫。
- どの年代にも起こる。
- 患者の訴えとしては「白目がブヨブヨ」「ゼリー状のものが」という表現が多い。
- かゆみがあれば抗アレルギー点眼を使うが，自然吸収を待ってもよい。

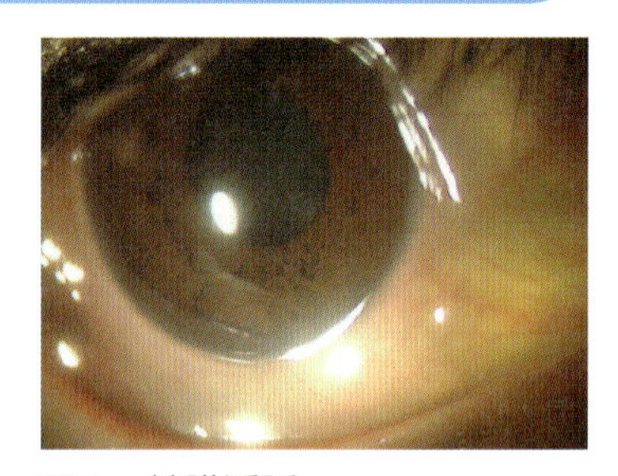

図1 結膜浮腫
アレルギー体質の人に起きたもの。閉瞼できないくらいの浮腫だが，緊急性はない。

2 結膜下出血（図2）

- ほとんどが原因不明。
- 眼科術後，コンタクトレンズ使用者，抗血栓薬内服中，急性出血性結膜炎や，血液疾患，全身感染症，うっ血に伴って起きることもある。
- 原因不明の場合は中高年に起きるが，小児で両側にみられる場合は虐待の可能性もある[1)]。
- 出血の出方，範囲は様々だが，「白目にべったりとした出血」であれば間違いない。

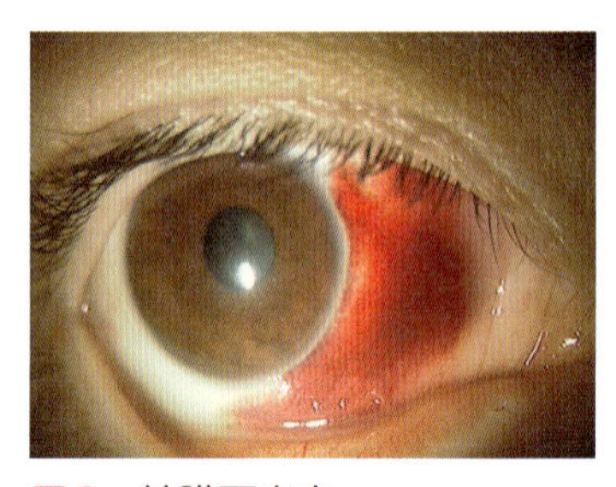

図2 結膜下出血
場所，程度は様々だが，肉眼で診断できる。

■ 基本的に治療の必要はない。自然吸収を待つ。

3 霰粒腫（図3）

■ 眼瞼にあるマイボーム腺が閉塞し腫瘤を形成したもの。

■ どの年代にも起こる（高齢者の繰り返す霰粒腫は悪性腫瘍のことがある[2)]）。

■「まぶたにしこりがある」という訴えが多い。

■ 感染を起こせば抗菌薬で治療する。

■ 感染がなくサイズを小さくするには，切開，ステロイドの点眼や軟膏を処方，あるいは懸濁液（ケナコルト®）の注射を行う。

眼科医へのアクセスが悪い場合

■ 切開を行う必要があるのなら，一度眼科医に方法を聞いておくとよい。

■ 小さめのものでは放置して自然経過を見てもよい。

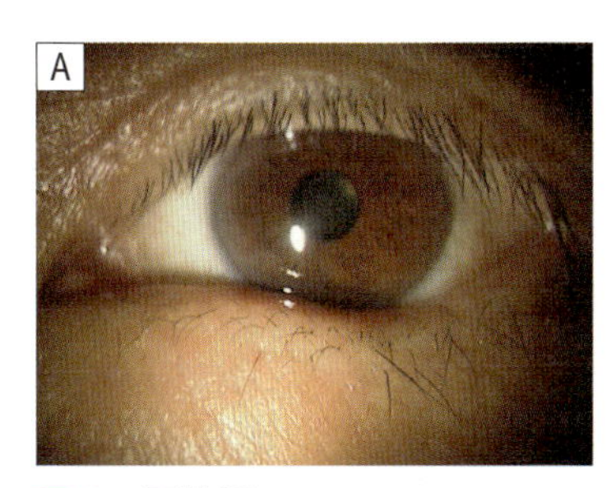

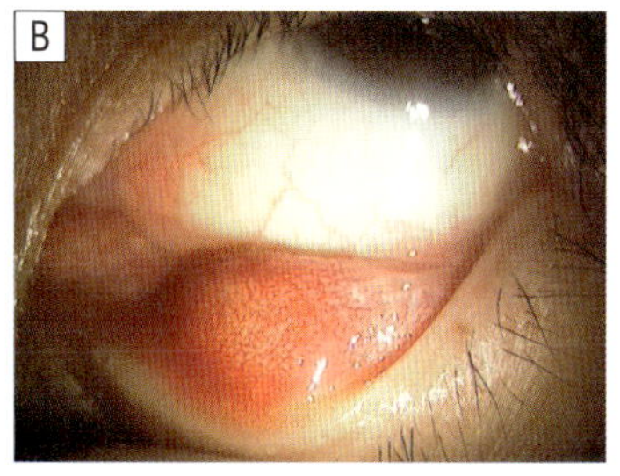

図3　霰粒腫

A. 下眼瞼に腫瘤があるため皮膚が盛り上がって見えている。
B. 眼瞼結膜側にも見えている。

4 マイボーム腺梗塞（図4）

■ 眼瞼にあるマイボーム腺の開口部（睫毛の内側）に分泌物が固まった状態。

■「まぶたの縁にできものがある」という訴えが多い。

■ 分泌物が硬くなれば角膜上皮障害を起こすこともあるが，図4のような程度であれば自覚症状もないことが多く，希望があれば除去する。

■ 綿棒でこする，針先で軽く触れる程度で取れればよいが，ときに分泌腺内部まで固まっていることがあるので，簡単に取れないようなら眼科へ。

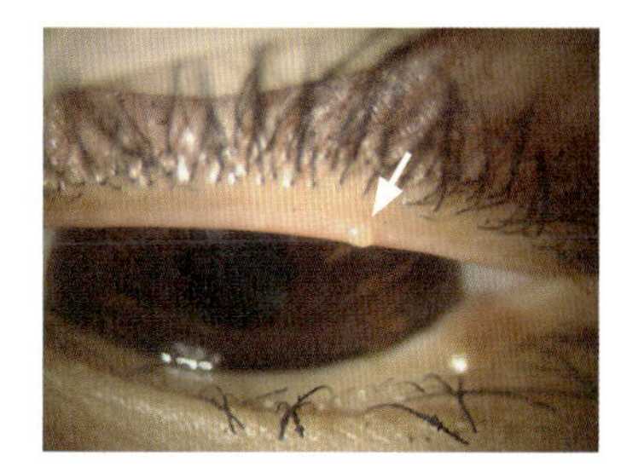

図4　マイボーム腺梗塞

固まった分泌物が腺開口部に黄色く見えている。

5 結膜嚢胞（図5）

■ 結膜下に上皮が迷入して分泌物が溜まっている状態。

■ 小児にできることは少ない。

■「白目に何かができた」という訴えと多少の異物感の訴えとなる。

■ 針で穿刺して小さくできるが再発する。

■ 根本的に治すには眼科で嚢胞ごと除去する。

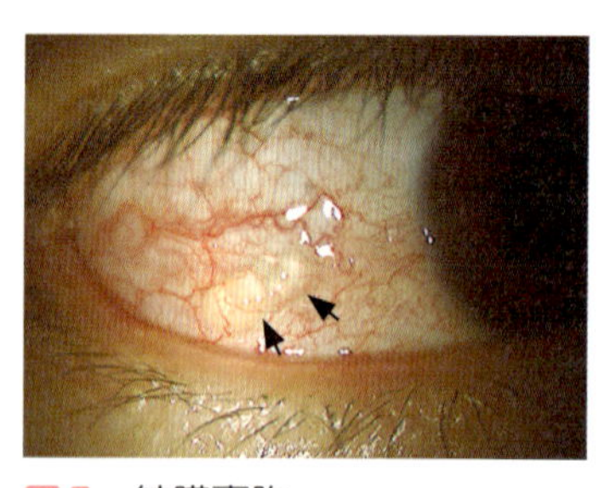

図5　結膜嚢胞
やや可動性のある硬さを持った嚢胞が見えている。

6 結膜結石（図6，7）

■ 慢性炎症による分泌物が結膜下に溜まったもの。

■ 小児にできることは少ない。

■ 結膜下にあれば無症状（「白いものがある」という訴えのことあり），結膜上に出てくると異物感の原因となる。

■ 結膜上に出ていれば針先や綿棒で触れることで簡単に取れる。結膜上に出ているようであっても簡単に取れなければ眼科受診してもらう。

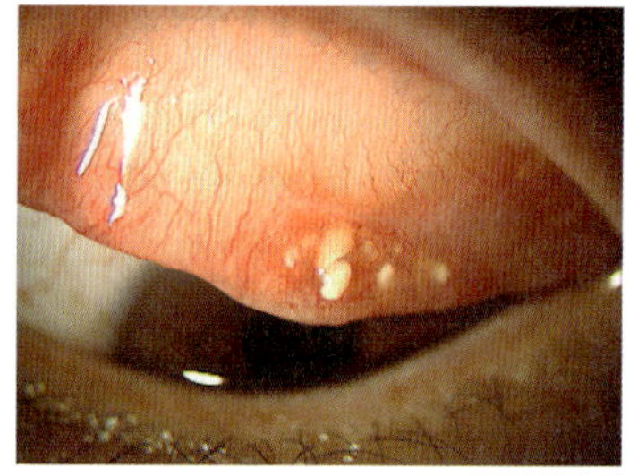

図6　結膜結石
上眼瞼結膜にできた結石。一部は結膜下にあり，一部は表面に出ている。

■ 結膜上に出ているかどうかは，フルオレセイン染色をした後にブラックライト（第Ⅰ章1「基本診察」参照）を使うとわかりやすい（眼科では細隙灯で見るため染色しなくてもわかることが多い）。

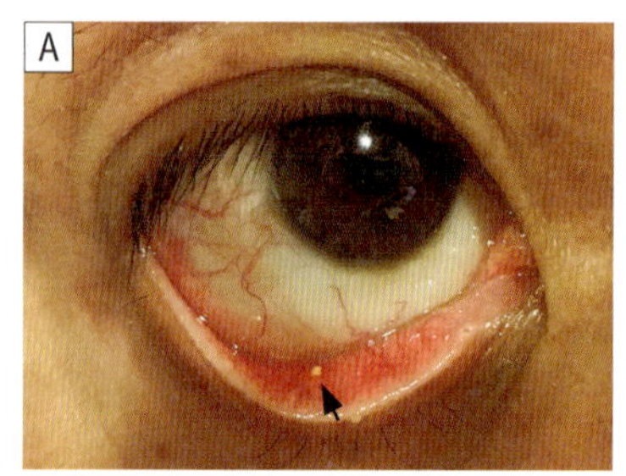

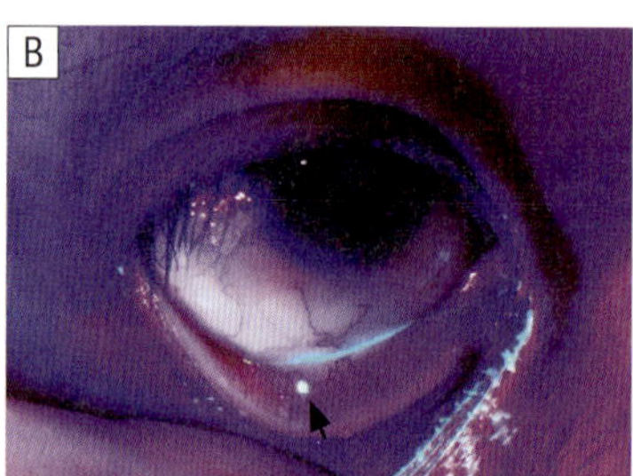

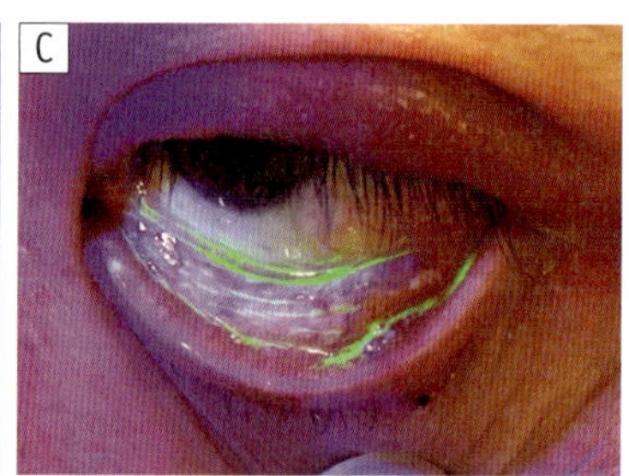

図7　ブラックライトによる結膜結石の診断法
A. 下眼瞼結膜に丸く白い結石が見えている。
B. フルオレセイン染色後ブラックライトで照らすと結石が蛍光色を発し，結膜表面に出ているのがわかる。
C. 別症例の下眼瞼結膜にできた結石。フルオレセイン染色後ブラックライトで照らしても蛍光色を発しないため結膜下にあることがわかる。

7 結膜弛緩（図8）

- 加齢性変化による結膜のしわ。
- 結膜下出血，異物感，ドライアイ症状，流涙の原因となることがある[3]。
- 結膜弛緩は無症状のことも多いが，外科的治療が可能なので手術希望があれば眼科へ。

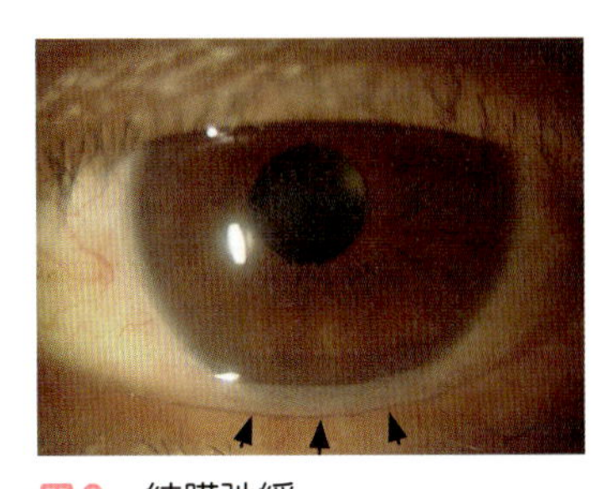

図8　結膜弛緩
下眼瞼に平行して弛緩した半透明の結膜が見えている。

8 角膜白斑（図9）

- 角膜炎後などに残った混濁。
- 眼科での治療経緯を患者本人が覚えていることが多い。
- 高齢者では角膜移植の対象となるような先天梅毒によるものが多い。
- 白斑となっていれば症状は安定しているので，視力低下の訴えがあれば眼科へ。

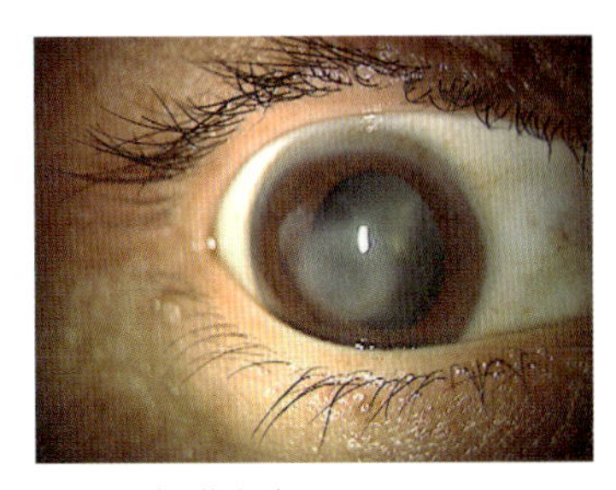

図9　角膜白斑
淡い混濁が角膜中央に見えている。コンタクトレンズ使用中に細菌感染を起こし，角膜潰瘍となりその後治癒した症例。

9 角膜変性症（図10）

- 遺伝性の変性症。角膜病変の出方は様々なタイプがある。
- 加齢とともに進行していく。
- 図10のような程度であれば視力に影響ないが，視力低下があれば眼科へ。
- 角膜移植が必要な場合もあるが，近視手術で用いるエキシマレーザーで治療できるものもある。

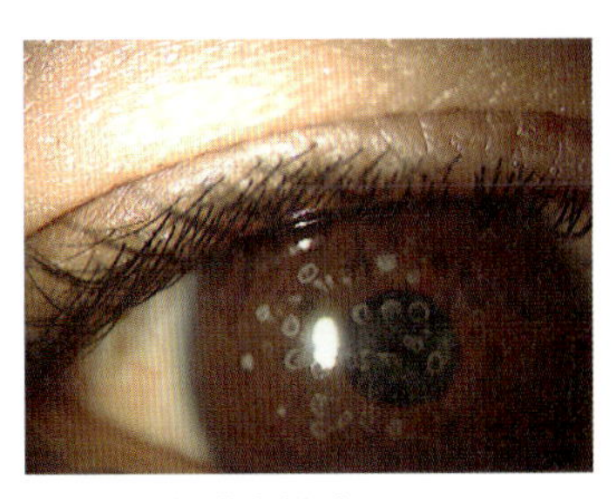

図10　角膜変性症
顆粒状角膜変性症。円形の変性病変がいくつも見えている。

10 帯状角膜変性(図11)

- 瞼裂間の角膜に起きるカルシウム沈着。
- 3時9時の角膜輪部より始まり，中央に進行して癒合する。
- 慢性の眼疾患によるものがほとんど。眼科手術でシリコーンオイルを入れたあとにみられることがある。高カルシウム血症で起きることもある。
- 外科的に除去できるので，視力低下があれば眼科へ。

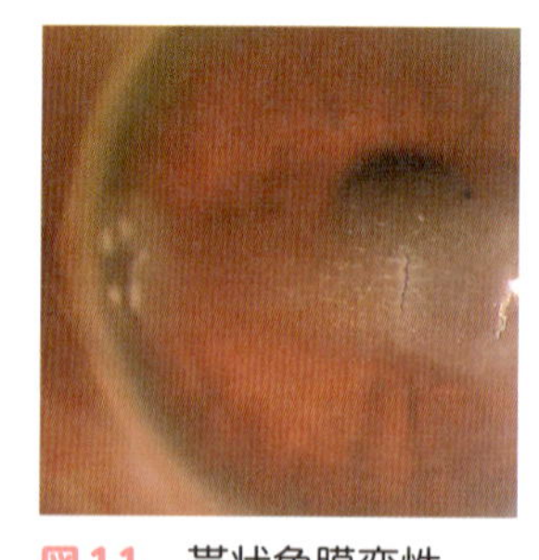

図11　帯状角膜変性
角膜中央に沈着したカルシウムが見えている。ひび割れたような病変になることが多い。
（吉野眼科クリニック・吉野健一先生ご提供）

11 老人環(図12)

- 角膜周辺部にみられる混濁。
- 脂質の沈着であり加齢によるもの。80歳以上のほぼ全員にみられる。
- 40～50代にみられれば脂質異常の可能性あり。
- 中心に向かうことはないので，治療の必要はない。

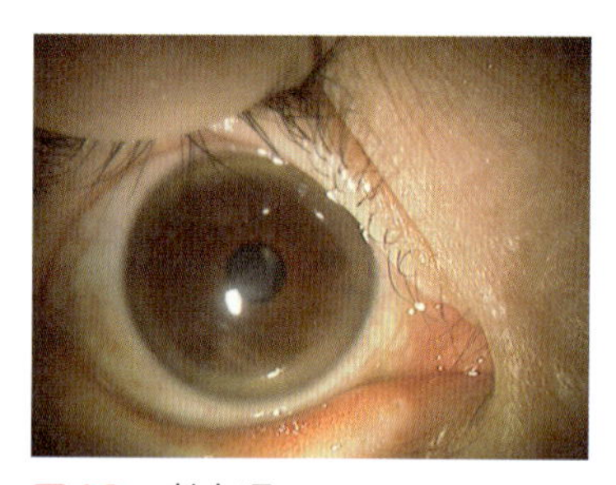

図12　老人環
全周にみられる老人環。輪部に混濁がない透明帯があるのが特徴。

12 瞼裂斑(図13)(炎症が起きた瞼裂斑炎は第Ⅱ章3「眼が赤いんです」参照)

- 紫外線が主な原因と考えられる線維増殖。
- 角膜に近い3時9時部分の結膜上にみられる淡黄色の凸病変。
- 加齢とともに増殖し，後述の翼状片となることがある。
- コンタクトレンズを使うと充血しやすいなど，症状があれば切除するので眼科へ。
- 若年者では再発が多いため，外観を気にするだ

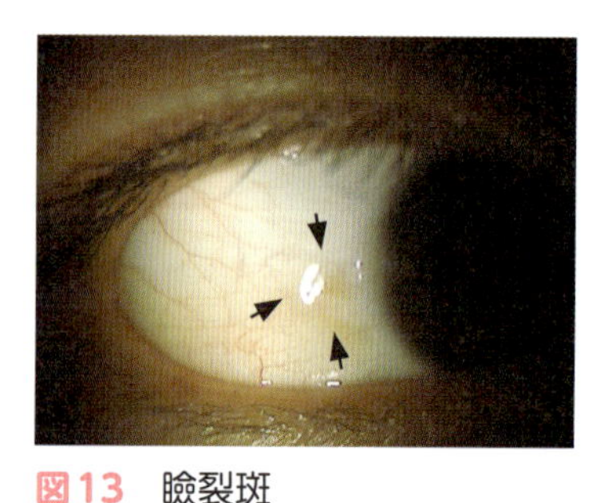

図13　瞼裂斑
右眼耳側に淡黄色の凸病変として見えている。

けであれば経過を見ることも多い。

13 翼状片 (図14)

- 前述の瞼裂斑が増殖し，角膜にまで侵入したもの。
- 多くは鼻側にできる。
- 瞳孔領まで及べば視力低下，また乱視が強くなることがある。
- 視力が低下したり外観が気になるなら切除するため眼科へ。
- 切除後の再発も多い。

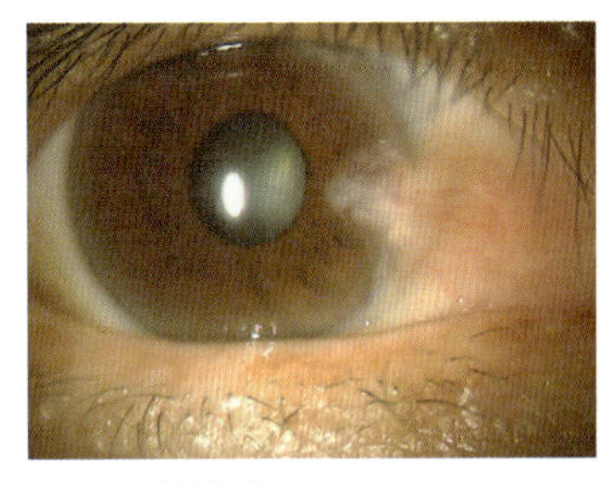

図14　翼状片
右眼鼻側にある。

14 眼瞼ヘルペス (図15)

- ヘルペス感染が眼瞼皮膚に起きた状態。
- 帯状疱疹が眼周囲に起きた場合は特徴的な皮疹の出方で診断がついていることが多いが，癒合する水疱を見た場合は単純ヘルペスも考える。
- 専 水痘帯状ヘルペスウイルスも単純ヘルペスウイルスも眼合併症が出るため，眼科受診が望ましい。

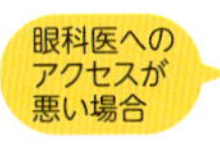

- アシクロビル全身投与に眼軟膏を併用し，眼に充血が出たら眼科受診を，というのも1つの方法。

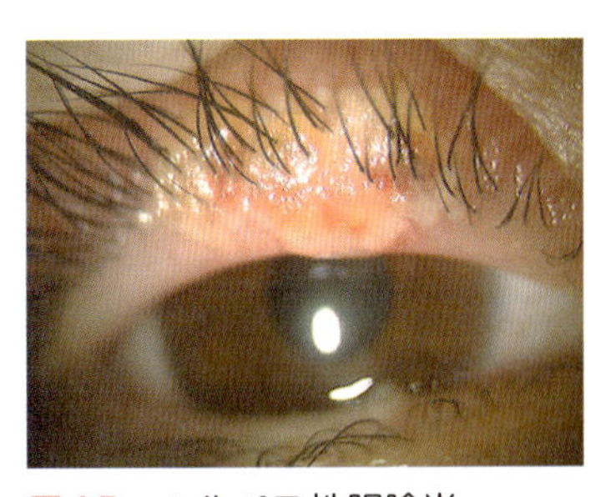

図15　ヘルペス性眼瞼炎
治りにくい麦粒腫とされていた症例。よく見ると破れた水疱が癒合したような病変が見える。

15 結膜下脂肪ヘルニア (球結膜下眼窩脂肪ヘルニア) (図16)

- 眼窩の脂肪が結膜下に出てきている状態。
- 若年者には起きない。
- 耳側上方の結膜下に見える黄色い腫瘤であり，圧迫すると引っ込む。
- 放置しても問題なし。
- 希望があれば手術を行うので眼科へ。

- 表面の脂肪を切除するだけでは再発するので，ヘルニア部を縫合する必要があり，手術をしている眼科でのみ対応可能。

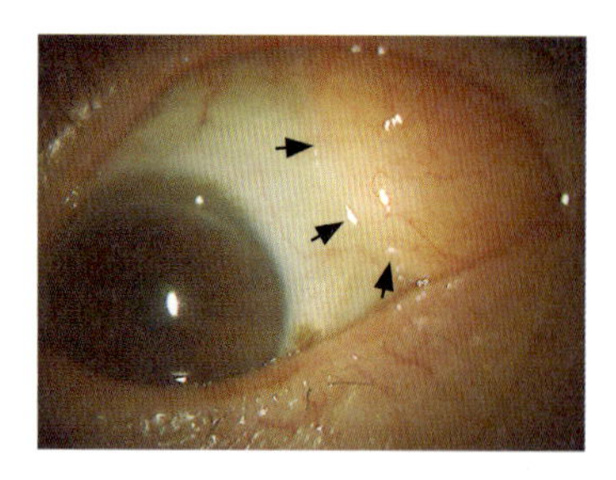

図16　結膜下脂肪ヘルニア
左眼上耳側に脱出した脂肪がみられる。
細隙灯で見ると脂肪の粒もよくわかる。

文献

1) DeRidder CA, et al：Subconjunctival hemorrhages in infants and children. Pediatr Emerg Care. 2013；29(2)：222-6.
2) 吉川　洋：眼科プラクティス24 見た目が大事！　眼腫瘍．後藤浩也，編．文光堂，2008，p28-9.
3) Yokoi N, et al：Clinical impact of conjunctivochalasis on the ocular surface. Cornea. 2005；24：S24-S31.

第Ⅱ章 症候別各論

8 「コンタクトレンズで眼が痛くなりました」

コンタクトレンズトラブル

要点

➡レンズ交換以外は眼科を受診せずに対応できることがほとんどだが，時に失明に至る重症感染症（緑膿菌とアメーバが多い[1)]）が起きることを忘れてはならない。

1 レンズ使用中の乾き，充血

- 人工涙液，ヒアルロン酸点眼（0.1％が使いやすい）やジクアホソルナトリウム（ジクアス®）点眼を使ってみる。
- 点眼で軽快しないようであれば対応できる眼科へ（すべての眼科がコンタクトレンズ処方を行っているわけではない）。レンズの種類変更が必要。
- 塩化ベンザルコニウムが入っていない点眼であれば，どのレンズでも使用中に点眼できる（ジクアス®は入っていない。防腐剤フリーの人工涙液は市販薬であるソフトサンティア®とロートソフトワン®がある。ヒアルロン酸点眼は後発品が多数あり，ティアバランス®，ヒアルロン酸ナトリウムPF点眼液「日点」が防腐剤が入っていない代表的な点眼）。

2 充血，痛み

1 角膜中央に白い病変（ある程度の広さがあり不整形）が見える（図1）専 急

- 急ぎ眼科へ（角膜感染症が疑われるため。眼脂があれば塗抹，培養検査まで行っておくとよい。治療を開始すると細菌が検出しにくくなるため，抗菌点眼薬を使用するかは紹介先に確認する）。レンズケースも持参させる。

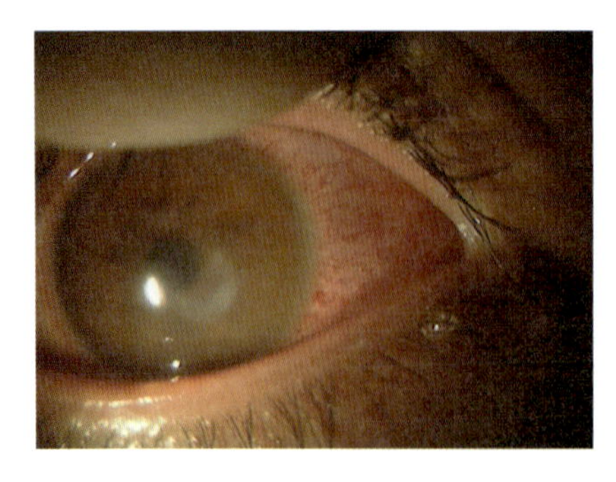

図1　角膜感染症
ソフトコンタクトレンズ使用中に痛みと充血が出てきたと来院。感染巣である白色病変が見え，そこに一致して角膜上皮びらんが起きている。

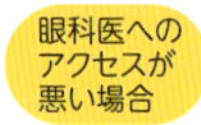

- 第四世代のフルオロキノロン系抗菌薬であるガチフロ®あるいはベガモックス®と，セフェム系抗菌薬のベストロン®の2種類を頻回（1時間おきぐらい）に点眼し，軽快しなければ眼科受診を，というのが現実的な対処と言える。ただし急速に進行し（数日単位の進行），角膜穿孔する可能性があるのは緑膿菌感染であり，これにはアミノグリコシド系抗菌薬（トブラシン®，パニマイシン®など）が効果あり。
- 角膜の感染症は細菌のほか，真菌，アメーバ，ヘルペスなどがあり[2)]，重症化すると失明の危険性がある。治療に反応が悪いようなら可能な限り早めに眼科（中核病院クラス）へ。

2 角膜周辺部に小さく白い丸い病変が見える（図2）

- 無菌性角膜浸潤と呼ばれる非感染性の角膜の炎症。
- 角膜周辺部に白い円形病巣としてみられる（肉眼で見えることが多く，患者も気づいている）。
- レンズの長時間装用や洗浄不良の場合にみられる。
- レンズ装用中止と抗菌点眼薬や非ステロイド性抗炎症点眼薬（ニフラン®，ブロナック®）で対処する。痛みがなくなれば点眼中止。

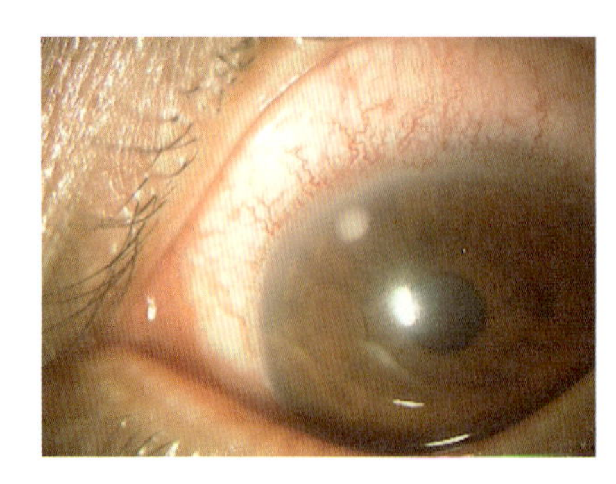

図2　無菌性角膜浸潤
「黒目に白いものができて痛い」と受診。角膜周辺11時方向に白色病変があり，毛様充血を伴っている。2週間の定期交換型ソフトコンタクトレンズを毎日使用しているが，1日18時間以上装用している。

3 角膜病変はみられないが，痛み，充血がある

- 角膜に傷ができている可能性が高い。
- レンズ装用を中止し，ヒアルロン酸点眼，抗菌点眼薬を使い数日で治癒すれば問題なし。
- 1週間経っても軽快傾向がなければ眼科へ。
- 時にアメーバ感染による角膜炎があり，重症化することを覚えておく。
- レンズを入れて同じ症状が出る場合は対応できる眼科へ。レンズに問題がある，あるいはレンズとの相性が悪いため，レンズの処方変更が必要。

3 レンズのずれ，汚れやすさ，ゴロゴロするような違和感 専

- コンタクトレンズ（主にソフトレンズ）が原因のアレルギー性結膜炎（巨大乳頭結膜炎）が考えられる。
- レンズの種類変更とステロイド点眼治療が必要なので眼科へ。

4 レンズをつけたままの就寝（図3）

- 痛みと充血を訴えて受診する。
- 最近のレンズは酸素透過性が良いため，角膜上皮障害は軽度のことが多い。
- ヒアルロン酸点眼，抗菌点眼薬を使い，だいたい数日で軽快する。

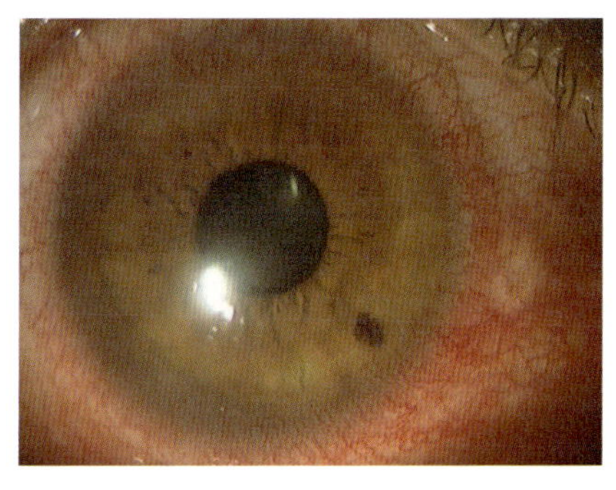

図3 ソフトコンタクトレンズをつけたまま就寝したことによる炎症

起床時に痛みがあり，レンズをつけたままであることに気づきレンズをはずして来院。角膜輪部（角膜周辺部の角膜と強膜の境目）全周に充血がみられる。

5 レンズ迷入，レンズが取れない

- 点眼麻酔（ベノキシール®）を点眼後，自分で取ってもらうのが一番簡単。
- ソフトレンズの破片が残っているかどうかは，フルオレセイン染色で確認できる（第I章1「基本診察」参照）。
- 上眼瞼裏にレンズが入っていることがあるので，翻転して確認する。
- ハードレンズが結膜上にずれてしまい取れない場合は，専用のスポイトがあると便利（コンタクトレンズ販売店で取り扱いあり）。
- 緊急性はないので，どうしてもレンズが取れない場合は数日のうちに眼科受診をしてもらえれば大丈夫。

6 ケア用品の中和し忘れ

- 過酸化水素水による軽度の化学外傷である。
- 痛みを感じるために，本人も原因がわかって来院する。
- 入れてしまった直後は水道水で洗い流してもらい，ヒアルロン酸点眼，抗菌点眼薬で対処する。

参考 コンタクトレンズの寿命

ハードレンズは2〜3年，使い捨てではないソフトレンズは1年程度。2ウィークや1カ月の定期交換タイプは開封してからの日数であり，装用している日数ではない（数日のみ使用した2ウィークレンズは，開封後2週間経っていたら破棄する）。ワンデータイプは眼から一度出したら捨てる。

文献

1） 宇野敏彦, 他：重症コンタクトレンズ関連角膜感染症全国調査. 日眼会誌. 2011；115(2)：107-15.

2） 日本眼感染症学会感染性角膜炎診療ガイドライン作成委員会：感染性角膜炎診療ガイドライン（第2版）. 日眼会誌. 2013；117(6)：467-509. （日本眼科学会ホームページよりダウンロード可能）[http://www.nichigan.or.jp/member/guideline/kansen2.pdf]

第Ⅱ章 症候別各論

9 「まぶたや目玉がおかしいんです」

眼瞼や眼球の異常

要点

- 眼瞼腫脹の原因はアレルギー性結膜炎，ウイルス性結膜炎，霰粒腫が多いが，炎症所見のない場合，甲状腺眼症のこともある。
- アトピー性皮膚炎の治療は免疫抑制薬が主体となりつつある。
- 点眼，眼軟膏は接触皮膚炎を起こすことがある。
- 眼瞼痙攣は不定愁訴とされていることがある。
- 眼瞼下垂を見たら，原因疾患がないか調べる。

1 眼瞼腫脹

1 鑑別診断

- 両眼，発赤あり，かゆみあり：アレルギー疾患（アトピー性皮膚炎，接触皮膚炎，アレルギー性結膜炎，食物依存性運動誘発アナフィラキシー，花粉食物アレルギー）。
- 片眼，発赤あり，かゆみあるいは痛みあり：接触皮膚炎，アレルギー性結膜炎，虫さされ，急性霰粒腫（急性霰粒腫は腫瘤がある），帯状疱疹。
- 両眼あるいは片眼が腫れているが，炎症は結膜炎のために結膜充血を伴う：アレルギー性結膜炎，ウイルス性結膜炎（第Ⅱ章3「眼が赤いんです」参照）。
- 両眼，発赤なし，かゆみなどなし：非炎症性浮腫（腎疾患，心疾患，甲状腺疾患），時に単なるむくみの場合は片眼のこともあり。起床後などに起きた腫脹が自然消褪すれば問題なし。
- 腫瘤（他の症状を伴わない）：涙腺腫瘍，IgG4関連疾患の涙腺腫脹，霰粒腫（霰粒腫は眼瞼にあるマイボーム腺の閉塞のため涙腺とは腫れる部位が異なる）。霰粒腫以外は稀。
- アンジオテンシン変換酵素阻害薬による副作用。

2 アレルギー性結膜炎

- アレルギー性結膜炎の症状が強いと眼瞼も腫れる(図1)。
- 抗ヒスタミン薬の点眼，内服，そして短期間であればステロイド点眼薬(0.1%フルオロメトロン)を使用。
- かゆみのためにこすりすぎて皮膚がびらんとなっていればステロイド眼軟膏(プレドニン®眼軟膏)も使用する。
- 専 ステロイドを常用しないとかゆみのコントロールができないのであれば，副作用の眼圧チェックのために眼科受診を。

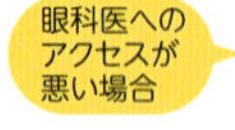

- ステロイド使用中は眼圧を測れるように器械を備える。

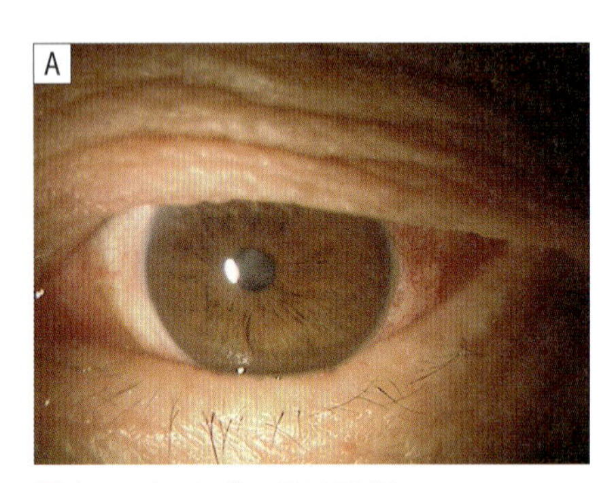

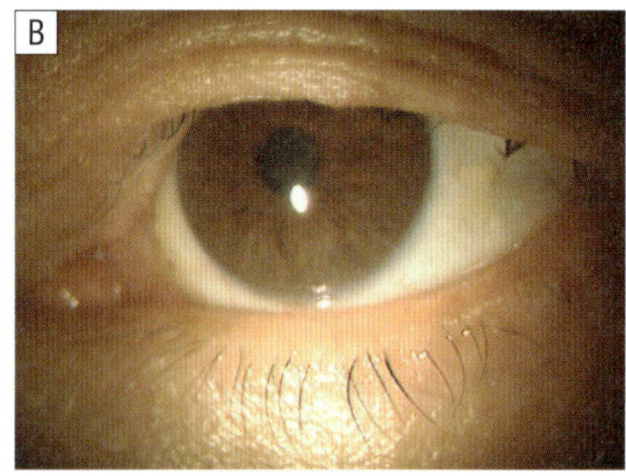

図1 アレルギー性結膜炎

A. 再発を繰り返している症例で，症状があるときには結膜炎症状の結膜充血と眼瞼腫脹がみられる。
B. Aと同一症例の，症状が出ていないとき。充血，眼瞼腫脹はみられない。

3 アトピー性皮膚炎(図2)

- アトピー性皮膚炎の症状が眼瞼にある場合，外用ステロイドのミディアムクラス(アルメタ®，ロコイド®，キンダベート®など)を1週間使って免疫抑制薬であるタクロ

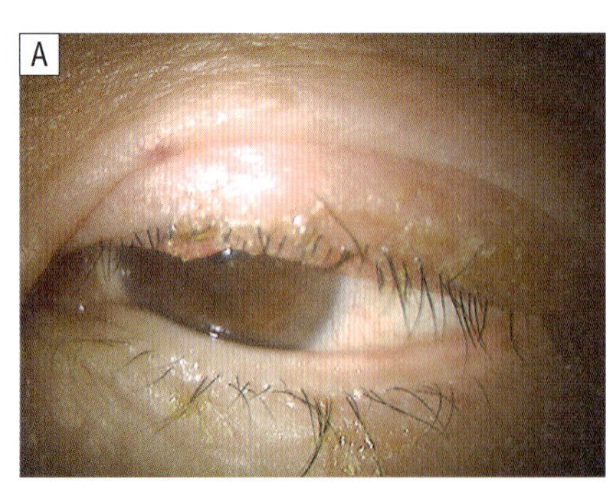

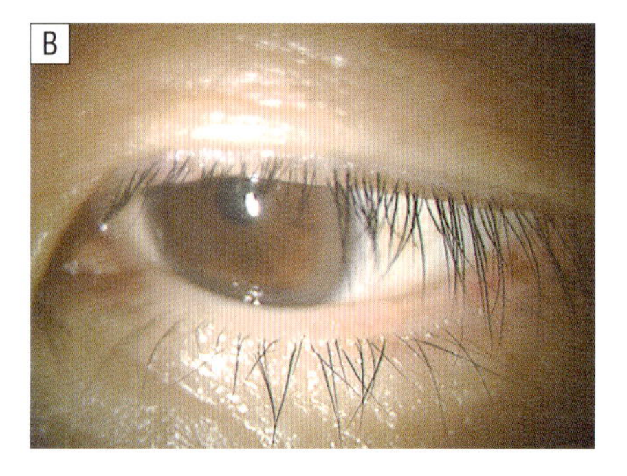

図2 アトピー性皮膚炎

A. アトピー性皮膚炎にみられた眼瞼炎。顔面にはプロトピック®軟膏が皮膚科より処方されていたが，眼瞼皮膚のびらんが悪化し，眼科でステロイド点眼と眼軟膏を追加したものの軽快せず。
B. Aと同一症例。ステロイド点眼と軟膏をタリムス®点眼に変更して症状が軽快した。

リムス(プロトピック®)軟膏へ切り替える。

- プロトピック®軟膏は使用時に刺激感を伴うため，低濃度の小児用を使うこともある。
- アトピー性皮膚炎は保湿が大事なので，ワセリン(プロペト®のほか，市販のサンホワイト®)，あるいはプラスチベース®なども併用。
- アレルギー性結膜炎は必ずしも併発しないが，結膜充血，眼内の瘙痒感が強ければ抗ヒスタミン点眼薬(アレジオン®，パタノール®)を併用し，症状が軽快しなければステロイド点眼(0.1%フルオロメトロン)あるいはタクロリムス(タリムス®)点眼を使う[1)](タリムス®点眼の保険適用は春季カタルのみ)。
- ステロイド剤を継続して使用している場合には副作用である眼圧上昇のチェックが必要。
- 免疫抑制薬もステロイド剤も感染の副作用あり。

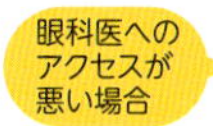

- タリムス®点眼はステロイド点眼と比較して眼圧上昇の副作用もなく使いやすいと言えるが，添付文書では「春季カタルの治療法に精通している医師のもとで」となっていること，またアトピー性皮膚炎重症例では網膜剝離や白内障の合併も多く，眼科での診察が望ましいことには留意しておく。

4 接触皮膚炎

- 皮膚の発赤，浮腫，瘙痒感，びらんがみられる。
- 眼瞼では，眼鏡(図3)やビューラー(睫毛をカールさせる器具)などが原因として多い。
- ステロイド眼軟膏(プレドニン®眼軟膏)を塗布し，かゆみが強い場合は抗ヒスタミン薬内服も処方。
- 点眼薬や眼軟膏が原因の場合，そのことに気づかず使い続け開瞼できないほど炎症が強くなることがある(図4)。原因として，防腐剤の塩化ベンザルコニウム，ステロイドに添加されているフラジオマイシン(リンデロン®A点眼と軟膏，ネオメドロール®EE軟膏が添加あり)，抗緑内障点眼薬，ケトチフェンフマル酸塩(ザジテン®点眼)がよく知られている。

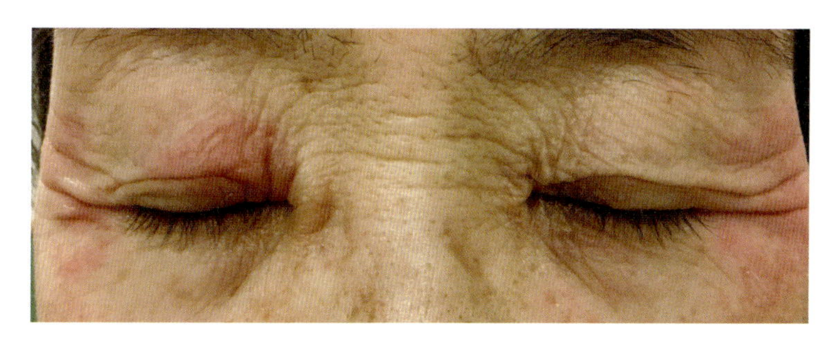

図3　接触皮膚炎

ゴーグルのようなサングラスを使用していて，皮膚との接触部位にアレルギーを起こした症例。ステロイド軟膏にて治癒。

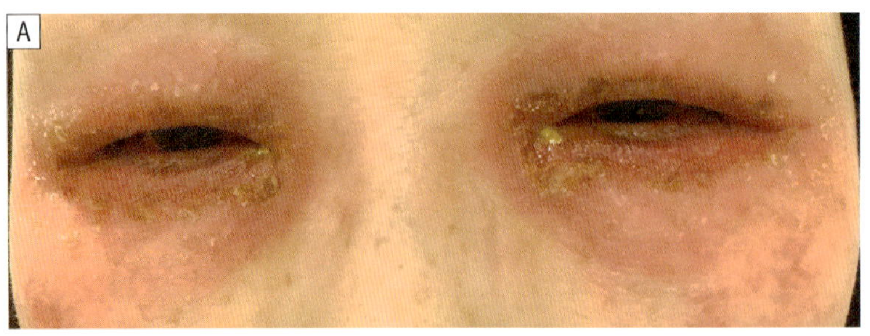

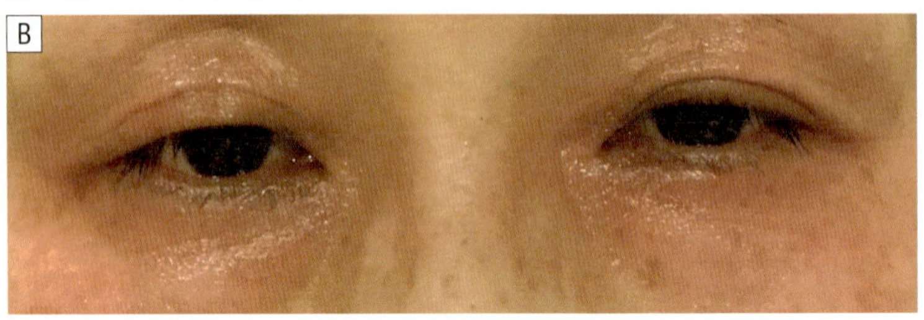

図4　ザジテン®点眼が原因と考えられる接触皮膚炎

A. アレルギー性結膜炎に処方されたザジテン®点眼を使用したところ眼瞼腫脹が生じた症例。数カ月間点眼を継続使用していた。
B. ザジテン®点眼を中止し，ステロイド点眼に変更，ステロイド眼軟膏を併用して2週間後には軽快した。

- 流涙による目尻の皮膚びらんも接触皮膚炎のような症状となり，ステロイド眼軟膏が効果的。
- 時に眼瞼の炎症はヘルペスのことがあるので，水疱がないか，また治療中に悪化傾向がないか（ステロイドでヘルペスは悪化する）注意する。

5 食物アレルギー

食物依存型運動誘発アナフィラキシー

- アレルギーのある食物を食べたあとに運動をする，あるいは鎮痛薬などを飲むことで起きる全身性の蕁麻疹とアナフィラキシー。
- 食物を含む石鹸で洗顔すると，皮膚の薄い眼瞼で感作が起き，原因食物を摂取すると眼瞼が腫れる症状になることがある。加水分解小麦を含む石鹸による発症が有名[2)]。
- 抗ヒスタミン薬内服で治療する。

花粉食物アレルギー，口腔アレルギー症候群（oral allergy syndrome：OAS）

- 中咽頭にあるIgE抗体による即時型アレルギー。
- 原因食物を食べた直後に唇，口の中，のどのかゆみ，腫れが出る。眼瞼が腫れることもある。
- 原因となる食物を加熱すると出ない。

- 花粉に反応する人が，その花粉と交差反応のある果物や野菜（表1）を食べると，このアレルギーを起こすことがあるため，花粉食物アレルギーと呼ばれる。

原因確定

- 皮膚科で行われるプリックテストや負荷テストがある。
- 食物の場合，採血で粗抗原に対して特異的IgEがマイナスと出ても，その成分であるコンポーネントに対しては陽性反応が出ることがある（例：小麦の特異的IgEが陰性であっても，コンポーネントのω-5グリアジンが陽性であれば小麦アレルギーと言える。加水分解小麦を含む石鹸はグルパール19Sが原因であった）。
- 保険が効くコンポーネント検査が限られているため，通常の花粉症の原因を調べる採血を行い，交差反応のある食物から原因食物を見つけ出す方法もある（表1）。

表1　花粉と交差反応が証明されている食物

花粉	食物
スギ	トマト
ヒノキ	トマト
ハンノキ	バラ科（リンゴ，モモ，ナシ，ビワ，サクランボ，イチゴ） ウリ科（メロン，スイカ，キュウリ），ダイズ（主に豆乳） キウイ，オレンジ，ゴボウ，ヤマイモ，マンゴー，アボカド，ヘーゼルナッツ，ニンジン，セロリ，ジャガイモ，トマト
シラカンバ	バラ科（リンゴ，モモ，ナシ，洋ナシ，スモモ，アンズ，サクランボ，イチゴ） ヘーゼルナッツ，クルミ，アーモンド，ココナッツ，ピーナッツ，セロリ，ニンジン，ジャガイモ，キウイ，オレンジ，メロン，ライチ，ダイズ（主に豆乳），香辛料（マスタード，パプリカ，コリアンダー，トウガラシ）
オオアワガエリ カモガヤ	メロン，スイカ，トマト，ジャガイモ，タマネギ，オレンジ，セロリ，キウイ，米，小麦
ブタクサ	ウリ科（スイカ，メロン，ズッキーニ，キュウリ） バナナ
ヨモギ	ニンジン，セロリ，レタス，ピーナッツ，クリ，ピスタチオ，ヘーゼルナッツ，ヒマワリの種，ジャガイモ，トマト，キウイ 香辛料（マスタード，コリアンダー，クミン）

6 IgG4関連疾患 専

- リンパ球とIgG4陽性形質細胞が浸潤し，その結果線維化を起こすことで全身臓器の腫大や結節，肥厚性病変をきたす原因不明の疾患。
- 眼科領域では涙腺と併発する唾液腺病変が知られ[3]，ミクリッツ病とも呼ばれる。
- 涙腺の腫大は通常，両側性，無痛性，持続性。
- 外眼筋腫大，三叉神経の腫脹，眼窩腫瘤などの原因にもなることがある。
- 診断は血液検査と画像診断，治療はステロイド全身投与や放射線療法になるため対応できる眼科へ。

2 眼瞼痙攣と片側顔面痙攣

1 眼瞼ミオキミア

- 眼瞼の表面が細かく痙攣する状態。
- 筋線維束攣縮であり，疲労やストレスで発症し，そのうちに起こらなくなる（時に数カ月かかることもある）。
- 「まぶたが痙攣する」「まぶたがピクピクする」という訴えはミオキミアがほとんどであり，たいていの人が経験している。
- 痙攣が頬から口元まで広がっていけば，片側顔面痙攣を考える。

2 片側顔面痙攣

- 顔面神経が血管などで圧迫されることにより起きる顔面左右どちらか半側の痙縮。
- 初めは眼周囲がピクピクするだけだが，頬から口元に広がっていく。
- 50～70歳代の女性に多い。
- 誘発するには強く瞬きをしてもらったり，口元を「イー」と引き伸ばしてもらう。
- 動脈瘤や腫瘍による圧迫も稀にあり，頭部MRIで確認が必要。
- 根本治療は脳外科手術となるが，手術を希望しない場合はボツリヌストキシン（ボトックス®）の注射が効果的（ボトックス®注射施行には講習を受ける必要あり）。

3 眼瞼痙攣

- 眼周囲の筋肉（主に眼輪筋）が過度に収縮して不随意な閉瞼が起きる状態。
- 瞬目の制御異常であり，「痙攣」は起きない。
- 本態性のほかは薬剤性（向精神薬，抗パーキンソン病薬，抗ヒスタミン薬など），パーキンソン病に合併したものがみられる。
- 本態性は50歳以降の女性に多い。
- 症状は「まぶしい」（ほとんどの患者が訴える），「眼がしょぼしょぼする」，「眼が開けられない」，といった不定愁訴のようなものが多い。ドライアイのような訴えであったり，ドライアイとの合併も多い。
- 症状は必ず両側に起きる。
- 重症になれば診察室でも閉瞼していたり，眼を開けられずに人やモノにぶつかったり，交通事故を起こしたりするが，軽症の場合，誘発しないと症状が出ない。

- 誘発方法の瞬目負荷テスト[4]を**表2**に示す。グラクソ・スミスクライン社のサイトより同様のものがダウンロード可能[5]。
- ボツリヌストキシン（ボトックス®）の注射が効果的。

表2　瞬目負荷テスト

軽瞬（眉毛を動かさずに歯切れのよいまばたきをゆっくりする）	0点	できた
	1点	眉毛が動き，強いまばたきしかできない
	2点	ゆっくりしたまばたきはできず，細かく速くなってしまう
	3点	まばたきそのものができずに眼をつぶってしまう
速瞬（できるだけ速いまばたきを10秒間する）	0点	できた
	1点	途中でつかえたりするが，だいたいできた
	2点	リズムが乱れたり，強いまばたきが混じる
	3点	速く軽いまばたきそのものができない
強瞬（強く眼を閉じ，すばやく眼を開ける動作を10回する）	0点	できた
	1点	すばやく開けられないことが1，2回あった
	2点	開ける動作がゆっくりしかできなかった
	3点	開けること自体が困難か，10回連続できなかった

合計が0点：正常，1～2点：軽症眼瞼痙攣，3～5点：中等度眼瞼痙攣，6～9点：重症眼瞼痙攣

（文献4をもとに筆者作成）

3 眼瞼下垂

1 診断方法

- MRD（marginal reflex distance）-1：瞳孔中心と上眼瞼縁の距離（**図5**）が2mm以下であれば確実に下垂ありと言える（MRD-1値の正常値は諸説あり）。

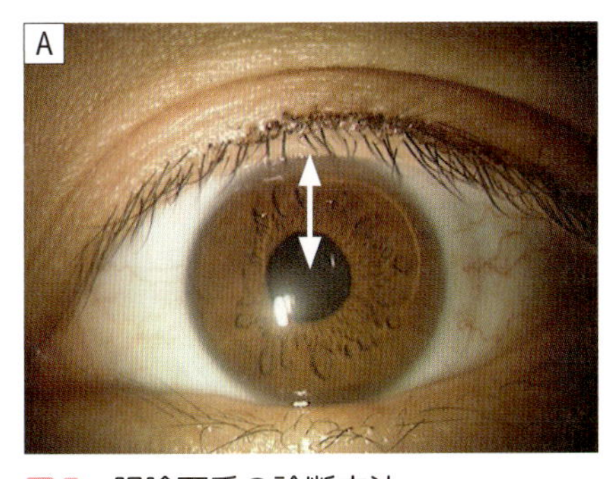

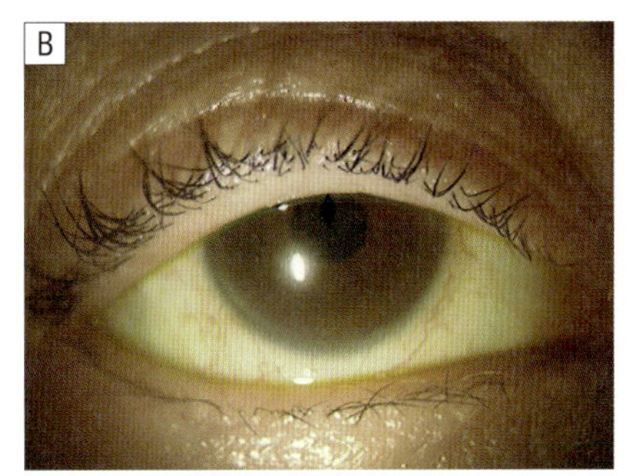

図5　眼瞼下垂の診断方法

MRD-1（矢印）をチェックする。
A. 下垂のない眼。
B. 加齢による眼瞼下垂のある眼。眼瞼が瞳孔にかかっているため見えにくさの訴えが出る。

- ちなみにMRD-2は下眼瞼から瞳孔中心までの距離。
- 正常では角膜上縁は見えない。

2 眼瞼下垂と間違いやすい症状

- 皮膚弛緩：加齢によるもの（図6）。
- 甲状腺眼症で健眼が下垂に見えることあり（症状の出ているほうの眼に通常見えない上強膜が見える：Dalrymple徴候，第Ⅰ章2「眼に現れる内科疾患」参照）。
- 顔面神経麻痺による眉毛下垂。眼瞼下垂では眉毛の位置は上がる。

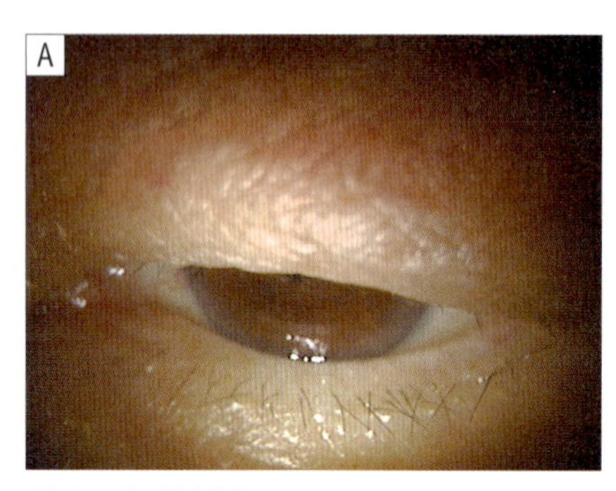

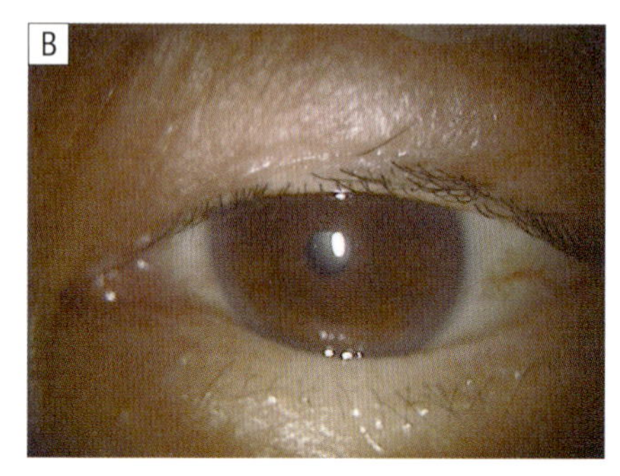

図6　皮膚弛緩

A. 眼瞼下垂の訴えで受診した症例。
B. 同一症例の皮膚部分を挙上した状態。眼瞼縁と瞳孔までの距離は十分にある。希望があれば皮膚切除する。

3 鑑別診断

- 先天性は眼科へ。MRD-1が1mm以下は弱視になる可能性大。時に小児の重症筋無力症のこともある。
- 動眼神経麻痺，Horner症候群を見つけるために，眼球運動，瞳孔の左右差をチェックし，日内変動（夕方に悪化）と複視の訴えがあれば，重症筋無力症を見つけるためにアイスパックテストと上方注視負荷テストを行う（第Ⅰ章2「眼に現れる内科疾患」参照）。
- 以上のチェックが正常であれば，加齢，コンタクトレンズ使用（主にハードコンタクトレンズ），眼科術後，打撲後，抗緑内障点眼薬の副作用（プロスタグランジン系）によるものを考える。患者が困っていれば下垂の手術を検討する。
- 稀に進行性外眼筋麻痺，眼咽頭型筋ジストロフィーの場合がある。

動眼神経麻痺

- 片眼の眼瞼下垂，下垂している側の眼が上内下転制限のために耳側偏位し，複視の訴えが出る（完全に眼瞼下垂していると複視の訴えは出ない）。

■ 散瞳していると動脈瘤の可能性が高く，緊急で脳外科へ（第Ⅱ章11「見え方がおかしいんです」参照）。

重症筋無力症

■ 夕方になり疲れてくると両眼の眼瞼下垂，複視が出てくる（第Ⅰ章2「眼に現れる内科疾患」参照）。

Horner症候群

■ 頸部交感神経経路の障害が原因。

■ 患眼の縮瞳（暗所で瞳孔不同が顕著となる），軽度の片眼上眼瞼下垂（上眼瞼縁が瞳孔中心を越えて下がることはない），瞼裂狭小化，患眼顔面の発汗低下，結膜充血がみられる。

■ 上眼瞼を挙げる筋肉は上眼瞼挙筋と交感神経支配のミュラー筋の2つがあるため，下垂の程度は軽度となる。

■ 半数は原因不明だが，手術や外傷後，そして腫瘍や脳血管障害によるものがあるため原因精査が必要。画像診断のできる神経眼科，神経内科へ。

■ 小児の半数は先天性，そして出産時外傷が多い。

4 眼球突出 

■ 座って正面を見てもらい，頭の上から眼球突出があるか，左右差があるか見る方法が一番簡単（図7）（ただし両眼同等に突出していればわからない）。

■ 両眼突出は甲状腺眼症を考える（第Ⅰ章2「眼に現れる内科疾患」参照）。

■ 確定診断に画像検査が必要なことがほとんどであり，診断精査ができる眼科へ紹介。

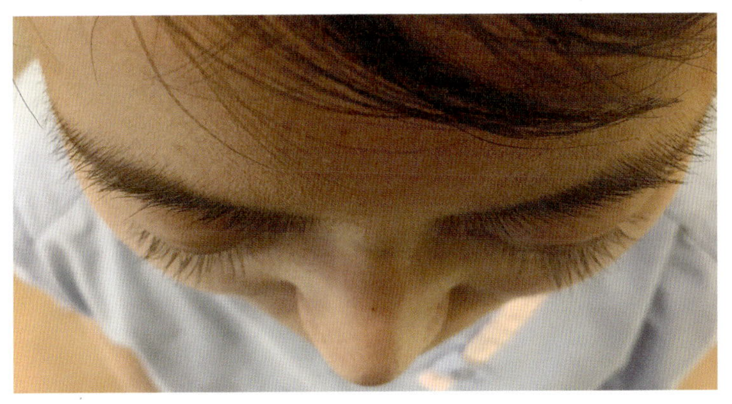

図7　眼球突出の検出方法

正面視してもらい，頭上からチェックする。
眼窩縁や頬骨の位置と比較して眼球の位置に左右差がないか見る。

1 原因

- 眼窩内容増加：腫瘍（白血病を含む），出血，眼窩蜂巣炎などの炎症，気腫，甲状腺疾患，IgG4関連眼症状（外眼筋が腫大することがある）。
- 副鼻腔からの腫瘍（粘液嚢腫が多い）や炎症の波及。
- 血管変化：内頸動脈海綿静脈洞瘻（片眼の眼球突出，球結膜の血管蛇行怒張，眼球の拍動，眼圧上昇などの症状のほか眼球運動障害が出ることもある。軽症の場合，充血があることにより難治性結膜炎とされる場合あり）や眼窩静脈瘤。

2 緊急度の高い眼球突出

- 有痛性眼球突出はそれほど多くないが，比較的緊急度が高い。
- 眼球運動障害，複視を伴う。
- 感染性眼窩蜂巣炎，外眼筋炎，眼窩出血などが原因。

文献

1) Fukushima A, et al：Therapeutic effects of 0.1% tacrolimus eye drops for refractory allergic ocular diseases with proliferative lesion or corneal involvement. Br J Ophthalmol. 2014；98(8)：1023-7.

2) Chinuki Y, et al：Wheat-dependent exercise-induced anaphylaxis sensitized with hydrolyzed wheat protein in soap. Allergol Int. 2012；61(4)：529-37.

3) Derzko-Dzulynsky L：IgG4-related disease in the eye and ocular adnexa. Curr Opin Ophthalmol. 2017；28(6)：617-22.

4) 若倉雅登：本態性眼瞼痙攣の治療評価のための自覚，他覚的検査. 神経眼科. 2001；18(2)：157-63.

5) グラクソ・スミスクライン：眼瞼痙攣　診断のための瞬目テスト.
[https://gskpro.com/ja-jp/disease-info/bs/test/]

第Ⅱ章 症候別各論

10 「見えにくくなりました」

視力低下

要点

- ➡突然の急激な両眼視力低下に対して，眼科疾患は考えにくい。
- ➡突然の急激な片眼視力低下は，救急対応が必要な眼科疾患を考える。

1 視力低下の確認方法

- 通常使用している眼鏡，コンタクトレンズでの見え方を確認する。
- 瞬目や点眼薬使用で回復する視力低下は重症ではない。ドライアイや角膜の傷が考えられ，ドライアイ用の点眼薬を使ってみる（第Ⅱ章5「眼が乾きます」「眼がかゆいんです」参照）。
- 視力の確認に使うのは，通常の視力表でもスマートフォンのアプリでもよい。ただし，老眼年齢（40歳以上）の場合，近くが見えにくいこともあるので，3m用あるいは5m用視力表のほうがよい。
- 半盲は，はっきりと自覚して受診してくることが多い。同名半盲が幻視（実際には存在していないものが見える）や錯視（実在する対象が異常に見える）の訴えになることもある。
- 徐々に起きる視力低下は，様々な眼科疾患が考えられる。加齢による白内障が代表的ではあるが，治療を急ぐ疾患もあり，近日中の眼科受診を勧める。まずは一般開業医で対応可能。

2 突然の両眼視力低下

1 急激（原因発生直後からの発症）

- 急激に両眼がまったく見えなくなった場合は，両側後頭葉の広範囲病変が考えられる。眼科的な所見はなく，対光反射も正常である。まずは頭部画像診断を行う。
- 両眼打撲（第Ⅱ章2「眼をぶつけました」参照）や，液体が両眼に入ったとき（化学外傷，第Ⅱ章1「眼に何か入りました」参照），あるいは電気性眼炎（第Ⅱ章4「眼が痛いんです」参照）は契機がはっきりとしている。このうち化学外傷，電気性眼炎は痛みを伴う。
- 専 シンナーの過量摂取でも，急激な視力低下を起こす（通常シンナーは習慣的な吸引のため，視力障害の前に意識障害，構音・歩行障害，小脳運動失調などの症状が出る）。シンナーは本人が吸引について言わないこともあり，診断が難しい場合がある。原因不明の視力低下は，病院クラスの眼科で精査を勧める。
- メチルアルコール摂取では頭痛，腹痛などの全身症状を伴う。視力低下は不可逆性。
- 除外診断となるが，心因性もある。

2 急性～亜急性（数日かけての視力低下） 専 急

- 稀ではあるが，両眼の緑内障発作がある（ただし発症時期・程度は左右差があるのが通常）。
- 眼痛，頭痛，視力低下，散瞳などの症状がみられたら，眼圧上昇を疑う（第Ⅱ章4「眼が痛いんです」参照）。
- 一般開業医でも対応できるところはあるが，レーザー機器が必要なため紹介前に確認を。

3 亜急性（1～2週間かけての視力低下） 専

- 眼科疾患が考えられるので，数日以内に眼科へ。診断がつかなくてもよい。発症時期，程度は左右差があるのが通常。
- 視神経炎以外は，まず一般開業医で対応可能。視神経炎は，病院クラスの眼科へ。

眼底出血

- 黄斑部の出血や硝子体出血が起きると視力が低下する（第Ⅰ章4「眼底に見えるもの」参照）。Terson症候群は，くも膜下出血に伴う網膜硝子体出血であり，出血は硝子体手術で除去できるので，全身状態が落ち着いたら眼科へ[1]。

眼内炎症

- 視力が低下するほどの炎症であれば，眼底は透見しにくくなる。
- 痛み，充血があり，眼内炎症のサイン（第Ⅰ章1「基本診察」参照）が陽性となる。

視神経炎

- 中心フリッカー値が低下する。視神経乳頭は正常，あるいは腫脹している。
- 小児の視神経炎は，両眼発症が多い（第Ⅰ章4「眼底に見えるもの」参照）。

4 薬剤性（第Ⅰ章3「内服薬などによる眼の副作用」参照）

- 抗菌薬のエタンブトール塩酸塩による視力低下が有名。
- 用量依存のため，内服開始数カ月後，徐々に視力，視野障害が発症する。
- 中心フリッカー値をチェックして，中毒性視神経症が疑われたら投与中止を検討する。
- 低用量（15mg/kg/日以下）では発症しにくいと言われているが，1%程度は発症する[2)]。

3 突然の片眼視力低下

1 救急対応が必要な場合 専 急

網膜中心動脈閉塞症[3)]

- 突然，片眼の視力が急激に低下し，RAPD（relative afferent pupillary defect）陽性となる。
- 網膜は白濁し，黄斑部だけが赤く見える（cherry-red spot）が，眼底から診断するより問診から診断する（何時何分と言えるくらい急激な原因不明の片眼視力低下があり，他の症状を伴わない）。
- 治療しても視力を回復できないことも多いが，夜間でも眼科医が対応すべき救急疾患。発症から90分以内なら治療できる可能性がある。病院クラスの眼科へ。
- 眼科医の診察まで時間があくようであれば，眼球マッサージを行う[4)]。
- 塞栓除去を目的として10～15秒圧迫，次に10～15秒解除を15～20分ほど繰り返す。眼科では接触レンズにより眼底の血流状態を確認しながら圧迫できるが，他科では眼瞼の上から指で圧迫する（図1）。
- 持続的に圧迫しすぎて動脈閉塞を増強させないこと，また，徐脈の副作用に注意する。
- 薬剤治療の効果はエビデンスがはっきりと

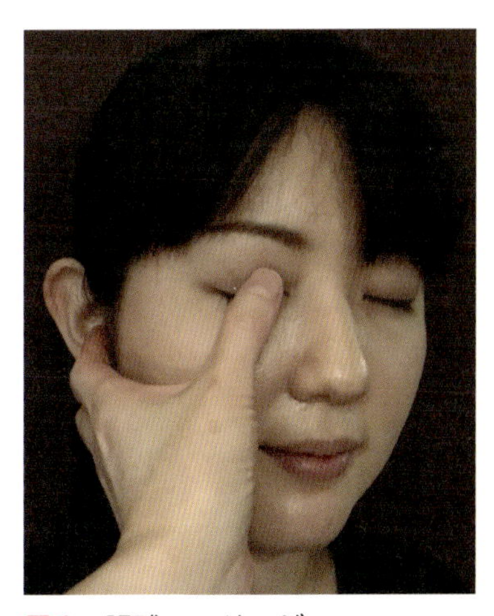

図1　眼球マッサージ
マッサージと呼ばれているが，実際は圧迫である。どのように圧迫してもよいが，このように拇指を使うと手が固定されて圧迫しやすい。

していているものはなく，アセタゾラミドナトリウム（ダイアモックス®）500mgの静注や，硝酸イソソルビド（ニトロール®）を舌下投与することもあるが，転院先の眼科にも確認を。

緑内障発作

- 視力低下のほか，痛み（眼痛，頭痛），充血，散瞳の症状が出る（第Ⅱ章4「眼が痛いんです」参照）。
- 一般開業医でも対応できるところはあるが，レーザー機器が必要なため，紹介前に確認を。

外傷性視神経症[5]

- 眉の外側の打撲で起きる外傷直後からの視力低下。RAPD陽性，対光反射消失。
- 画像診断，ステロイド投与ができる病院クラスへ。眼科ではなく脳外科や耳鼻科が対応していることも多い。

白内障術後眼内炎

- 白内障の術後1週間以内の発症が最も多い。一度手術で回復した視力が術後早期に低下する場合は眼内炎を疑う。
- まずは執刀した眼科へ連絡する。
- 前房蓄膿（図2）は大量の炎症細胞が前房にある状態。細菌性眼内炎に限らず眼内炎症が強ければみられる症状。原因は何であれ眼科へ。

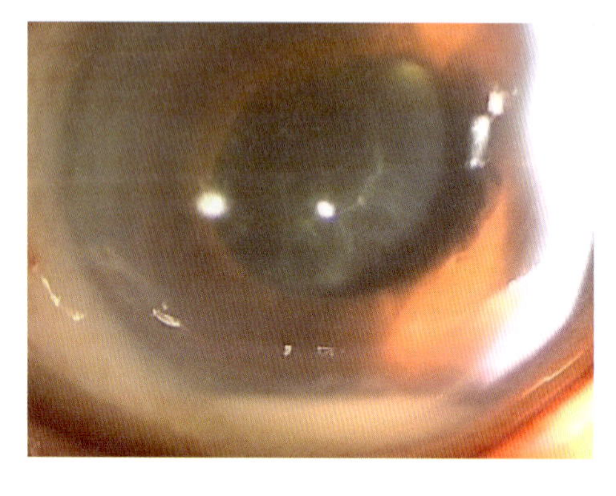

図2　白内障術後の細菌感染による術後眼内炎
炎症細胞がニボーを形成しているのが見える。
（杏林大学眼科·井上真先生ご提供）

2 視力低下は一過性で回復した場合

- 一過性脳虚血発作（transient ischemic attacks：TIA）の一症状。
- 一過性黒内障と呼ばれる。
- 片方の眼の視力消失，あるいは明るさの低下（「カーテンを閉じるように」と表現されることが多い）が起き，数分程度で回復する。
- 脳梗塞になる可能性が高いので，近いうちに内科へ[6]。眼科で行う治療は特にない。

3 その他

- コンタクトレンズ使用者では，左右を間違えたり2枚入れてしまったりして見えにくさを訴えることがあるが，視力低下の程度は軽い。
- 以下は翌日対応で問題ない眼科疾患（夜間救急で眼科医を呼ばなくてもよい）なので，すぐに診断がつかなくてもよく，眼科紹介とする。眼科以外では診断が難しい疾患もある。

視神経炎（第I章4「眼底に見えるもの」参照）

- RAPD陽性，視神経乳頭は正常（球後視神経炎の場合），あるいは腫脹。
- 中心暗点が生じる。
- 入院が必要な場合が多いため，病院クラスの眼科へ。

虚血性視神経症（第I章4「眼底に見えるもの」参照）

- RAPD陽性，視神経乳頭腫脹。
- 水平半盲を呈する。
- 眼底造影検査等が必要なため，病院クラスの眼科へ。

眼内炎（ぶどう膜炎を含む）

- 充血や視力低下，痛みなどの症状は軽度の場合もある。羞明，流涙，霧視，飛蚊症など特異性の低い訴えが多い。
- 緑内障と異なり散瞳することはない。
- 眼内炎症を見つけるテスト（第I章1「基本診察」参照）が陽性となる。
- まずは一般開業医で診断を。

眼底出血（第I章4「眼底に見えるもの」参照）

- 出血の程度，場所により視力低下の程度は様々。
- まずは一般開業医で診断を。

網膜動脈分枝閉塞症

- 軽度の網膜動脈分枝閉塞であっても，黄斑部に近いと視力低下や視野欠損を訴える。閉塞した部分は白濁するが，わかりにくいことも多い。
- まずは一般開業医で診断を。

網膜剥離

- 周辺部から剥離することが多いため，眼底写真や通常の眼底検査で診断できることは少ない。写真などで剥離した網膜が見えるようであれば視力低下もしているはずで，早急に手術ができる眼科へ。
- 飛蚊症の症状が急に起こる，視野が欠ける，視野が暗くなる，ゆがむ，視力が低下する，などの症状から疑い眼科へ。網膜剥離の手術を行っている眼科が望ましい（通常は病院クラス）。

中心性網膜症

- それほど急性の発症ではなく，視力低下も軽い。中心部の見えにくさを訴える（第Ⅱ章11「見え方がおかしいんです」参照）。
- まずは一般開業医で診断を。

眼窩先端症候群

- 全外眼筋麻痺と視力低下が起こる。
- 原因は炎症，腫瘍，外傷，血管障害など。
- 精査のために画像診断もできる病院クラスの眼科へ。

角膜感染症

- 痛み，充血，視力低下があり，角膜中心に白い病変がある。コンタクトレンズ使用者であれば感染を疑う（第Ⅱ章8「コンタクトレンズで眼が痛くなりました」参照）。

水晶体脱臼，眼内レンズ落下

- Marfan症候群で，水晶体が眼球内（硝子体腔）に落下したり，白内障術後に固定が弱かった眼内レンズが落下することがある。
- 急に視力が落ちる以外に所見はないことがほとんどで，眼科での診断となる。
- まずは一般開業医で診断を。

角膜移植後の拒絶反応

- 視力低下が主な症状となる。
- 角膜移植を受けたことを患者自身は知っており，眼科以外での診断はまず無理なため，（理想的には）移植手術を行った眼科を受診。
- あるいは，一般開業医でまず診断を。

円錐角膜の急性水腫

- 円錐角膜とは角膜が突出して視力低下する疾患。
- デスメ膜の破裂による角膜浮腫が起きることがあり，突然角膜が真っ白になり視力が低下するが，緊急性はなく自然吸収を待つ。急性水腫を起こすほどの円錐角膜であれば診断が既についているはず。
- 肉眼でも白濁した角膜が見えるが，感染症との違いは痛みを伴わない，悪化していかないという点。
- まずは一般開業医で診断を。

文献

1) Garweg JG, et al:Outcome indicators for vitrectomy in Terson syndrome. Acta Ophthalmol. 2009;87(2):222-6.

2) Yang HK, et al:Incidence of toxic optic neuropathy with low-dose ethambutol. Int J Tuberc Lung Dis. 2016;20(2):261-4.

3) Varma DD, et al:A review of central retinal artery occlusion:clinical presentation and management. Eye (Lond). 2013;27(6):688-97.

4) Cugati S, et al:Treatment options for central retinal artery occlusion. Curr Treat Options Neurol. 2013;15(1):63-77.

5) Jang SY:Traumatic Optic Neuropathy. Korean J Neurotrauma. 2018;14(1):1-5.

6) Volkers EJ, et al:Transient monocular blindness and the risk of vascular complications according to subtype:a prospective cohort study. J Neurol. 2016;263(9):1771-7.

11 「見え方がおかしいんです」

変視，羞明，複視，飛蚊症

要点

- 視野中心部がゆがむ，見えにくい，という訴えはすべて眼底（ほとんどが黄斑）疾患であるため，訴えがあった時点で眼科に紹介してよい。
- 羞明の原因は様々であり，診断には眼科受診が望ましい。
- 片眼複視は乱視，白内障など（稀に水晶体偏位）の眼科疾患である。
- 眼周囲の外傷後の複視は吹き抜け骨折を考える。
- 飛蚊症が急に増えた場合は早めの眼科受診を勧める。

1 変視症

- 緊急性はないものが多いが，Vogt-小柳-原田病（原田病）のように発症初期にステロイド剤の大量投与を行わないと遷延化するものもあり，急激な視力低下や，経過中に視力低下がみられた場合には，早めに病院クラスの眼科受診を勧める。それ以外は一般開業医で対応可能なことが多い。
- 以下に，眼科からの紹介状の返事を理解するためのポイントと，眼底写真，病態説明のための眼底三次元画像解析装置（optical coherence tomography：OCT）の画像を示す（使用機種：Topcon® 3D OCT-1 Maestro）。OCTの正常像は図1の通り。

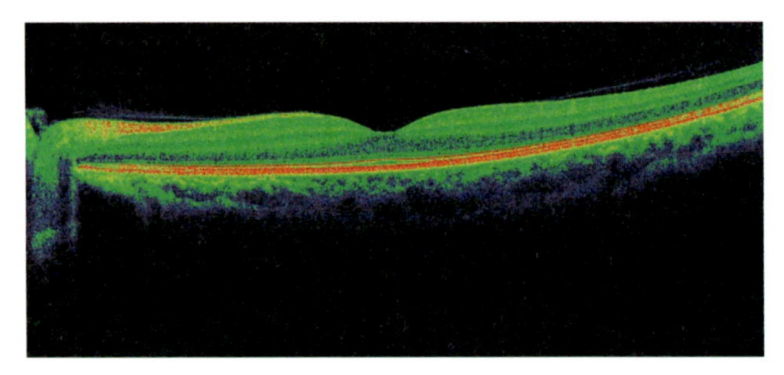

図1　正常OCT像
黄斑部はなだらかなへこみとしてみられ，層構造が保たれている。

1 加齢黄斑変性（図2）

- 脈絡膜の新生血管が生じ，網膜浮腫，網膜出血が黄斑部に生じる。
- 50歳以上の黄斑部だけの出血，白斑は黄斑変性であることが多い。
- 萎縮型もある。
- 片眼発症から両眼発症になることがある。
- 治療は，抗VEGF抗体の硝子体注射[1)]。萎縮型には治療法がない。

2 黄斑上膜（図3）

- 視力低下は軽度。たまたま眼科の検査で見つかっても自覚症状のないことも多い。
- 眼底写真では，しわのように見えることが多い。
- 硝子体と網膜の境界面に膜ができる加齢現象。
- 2～3割は両眼に起きる。
- 視力低下がある場合，膜を剥がす硝子体手術を行う。

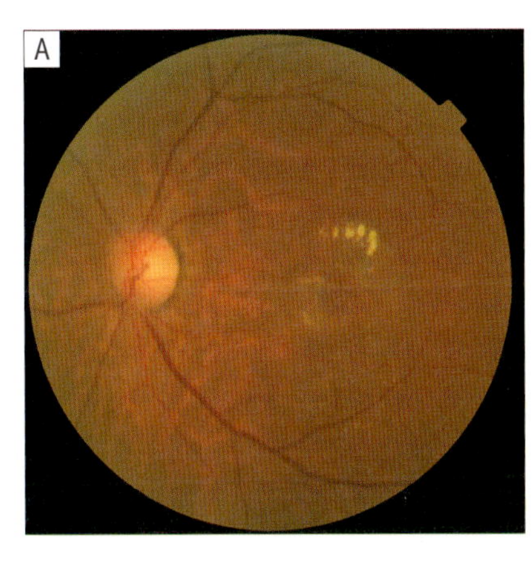

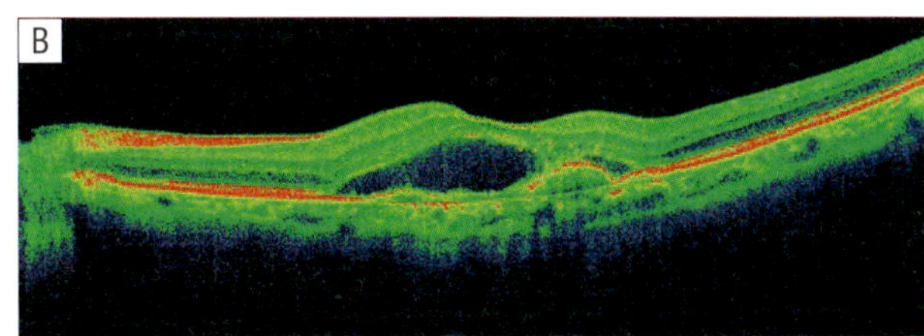

図2　加齢黄斑変性

A. 眼底写真では黄斑部に出血（本図では消褪しつつあるので見えにくい）と白斑が見えている。
B. OCTでは黄斑部に空隙が見え，その下の赤いライン（脈絡膜）が不整となり新生血管を思わせる所見がある。

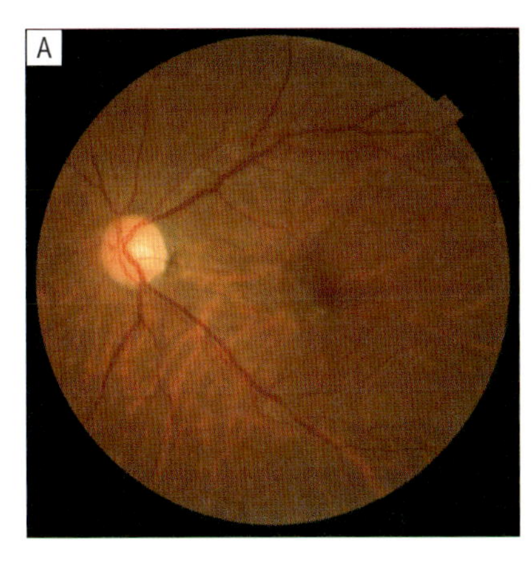

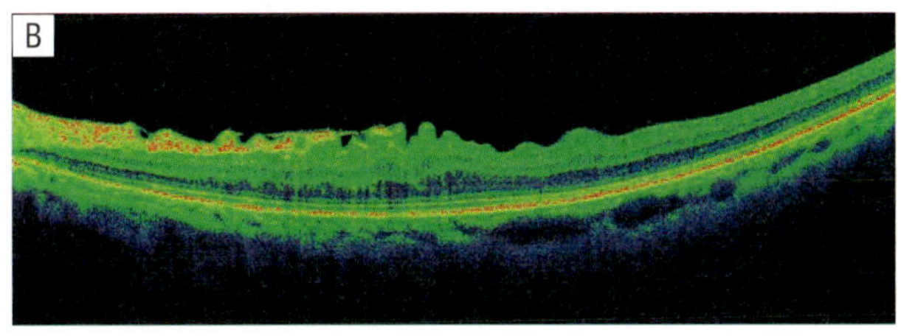

図3　黄斑上膜

A. 黄斑部に向かって放射状にしわが見えている。
B. OCTでは網膜上に膜があり，不整となっているのが見える。

3 中心性漿液性脈絡網膜症（図4）

- 実際より物が小さく見える，視野の中心が見えにくい，実際と色が違って見える，と訴えることがある。
- 脈絡膜から網膜下に液体成分が漏出し，漿液性網膜剝離を生じる。
- 眼底写真で黄斑部の円形病変が見えて診断がつくことがあるが，はっきりしないことも多い。
- 30～40代の男性に好発し，ストレスが原因と考えられている。
- ステロイド剤の副作用で発症する場合がある。
- 片眼，稀に両眼に発症。
- 数カ月で自然治癒することが多いが，治癒しない場合はレーザー治療などを検討する。
- 再発することもある。

4 黄斑円孔（図5）

- 硝子体の牽引により，網膜に穴ができることがある。
- 眼底写真でも孔として見えることが多い（ただし孔のように見えて視力低下していなければ，黄斑上膜による偽黄斑円孔である）。
- 60～70代に好発する。
- 「人の顔がつままれたように見える」という訴えが特徴的。

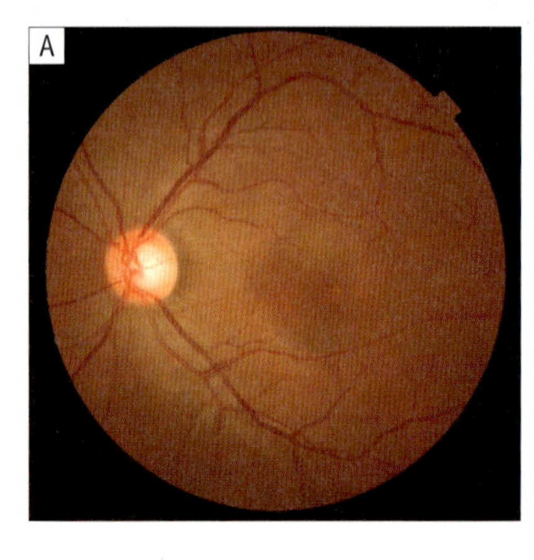

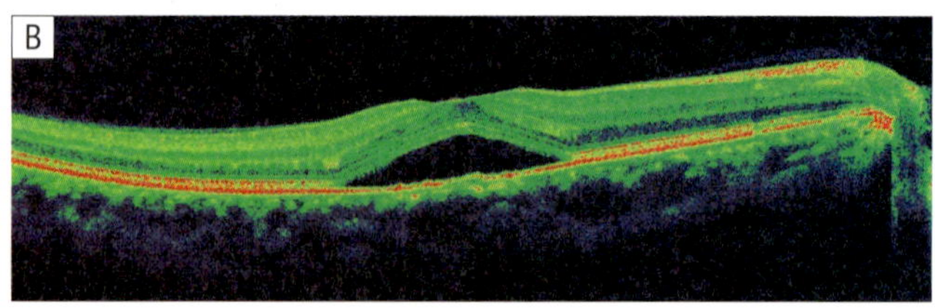

図4　中心性漿液性脈絡網膜症

A. 黄斑部に円形の病巣が見え，沈着物もある。これは遷延している症例であるので，通常の眼底写真でも診断がつく。

B. Aとは別症例のOCT画像。黄斑部にドーム状に網膜剝離がみられる。

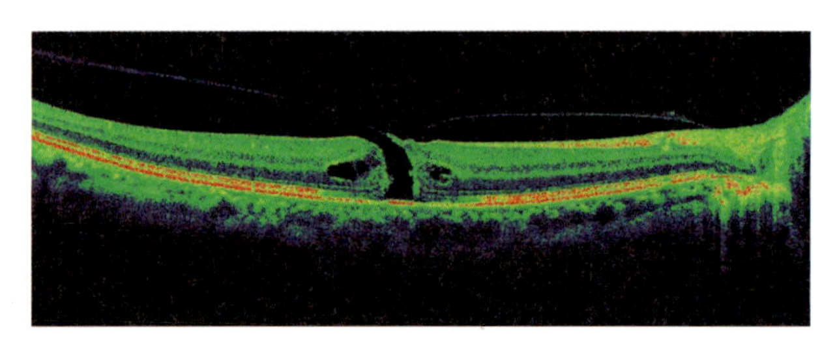

図5　黄斑円孔

黄斑部の全層欠損と，硝子体が蓋状になったところに接着している像が見える。通常の眼底写真でも孔が見えることが多い。

- 1～2割は後に他眼にも発症する。
- ステージ分類があり，進行したところで（ステージ2以上）硝子体手術を検討する。

5 嚢胞状黄斑浮腫（図6）

- ゆがみ，というより視力低下の訴えが多い。
- 眼底写真だけでは診断が難しい。
- 白内障術後や，抗緑内障薬のプロスタグランジン系眼圧下降薬の副作用として起きたり，糖尿病網膜症，網膜静脈分枝閉塞症に伴うことがある。
- 副作用として起きていれば点眼中止（変更），そのほかは非ステロイド性抗炎症薬の点眼治療をまず行う。

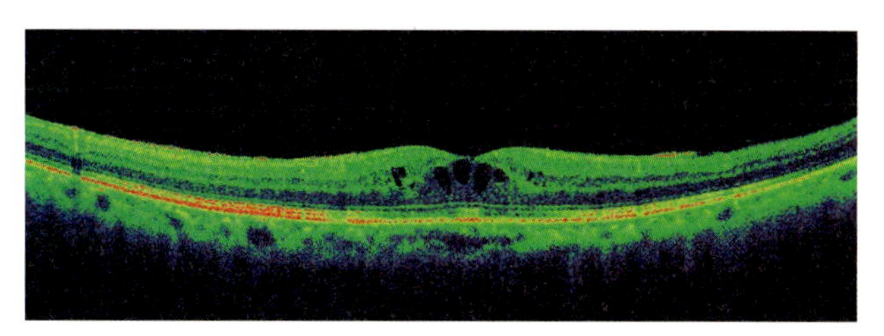

図6　嚢胞状黄斑浮腫
白内障術後にみられたもの。黄斑部に花びら状の浮腫が見えている。

6 Vogt-小柳-原田病（原田病）によるぶどう膜炎

- 原田病はメラニン色素に対する自己免疫疾患である。眼，耳，髄膜，皮膚，毛髪が病変部位となる。
- 頭痛，めまい，耳鳴り，頭皮の違和感，全身倦怠感など風邪のような前駆症状のあと，眼の充血，視力低下，ゆがみの症状が出る。後に皮膚の白斑，白髪，脱毛が生じ，眼底は夕焼け状となる。
- 胞状漿液性網膜剝離，虹彩炎，視神経乳頭の発赤など眼症状は多彩である。
- 基本的に両眼に発症。
- ステロイド剤の全身大量投与を行う[2)]。

2 羞明

- 通常ならまぶしさを感じない程度の光で，眼を開いていられないなどの症状が起きるのが病的な羞明。

- 「まぶしい」という感覚は個人差が大きい(遠視眼はまぶしさの訴えが多い傾向がある。また，LEDライトはまぶしい)。
- 下記のように，ほとんどが眼科疾患であり，眼科を受診しないと診断がつかない疾患も多いため，羞明が強くなった時点で眼科受診を勧める。まずは一般開業医で対応可能。
- 小児では，眼瞼内反などによる角膜の傷のほか，先天緑内障[3]，先天性の無虹彩症，稀に髄膜炎などが原因で生じることもある。
- 成人では，角膜病変(ドライアイを含む)，白内障，ぶどう膜炎などの眼内炎症，瞳孔散大，眼瞼痙攣[4]，網膜疾患，視神経炎，抗癌剤の副作用，頭蓋内病変などにより生じる。片頭痛の随伴症状として起きることもある。

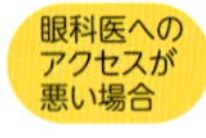

- 異物感(角膜上皮障害を疑わせる自覚症状)があり，ヒアルロン酸点眼薬を使用して数日でそれが消失すれば問題ない。
- 小児では，緑内障があると角膜径拡大や混濁が起きてくるので経過を追う。
- 成人では，瞳孔(RAPDを含む)，眼内炎症(第Ⅰ章1「基本診察」参照)，眼瞼痙攣(第Ⅱ章9「まぶたや目玉がおかしいんです」参照)をチェックし，抗癌剤を使用していれば副作用を疑ってみる。
- 白内障の場合，視力は徐々に低下することがほとんどなので，急激な視力低下があれば眼科を受診してもらう。

3 複視

- 複視の診断ではまず眼球運動，瞳孔をチェックする。
- 画像診断が必要なことが多い。
- 原因疾患の治療は眼科で行わないことが多いが，治療後に複視が残れば眼科で斜視手術などを検討する。
- 診療の流れをフローチャートにまとめた。

1 眼運動神経の単独麻痺

- 動眼，滑車，外転の眼運動神経が単独で麻痺している場合，循環障害，外傷，腫瘍が原因として考えられる。
- 若年者は脳腫瘍などの重篤な疾患の可能性が高い[5]〔Duane症候群(外転制限あるいは内転制限がある先天疾患)は例外〕。複視を訴えず，保護者が眼位や頭位異常に気づくことが多い。

動眼神経麻痺

- 眼瞼下垂に外斜(耳側偏位)を伴い，内上下転制限あり(完全に下垂していると複視の

複視の診療フローチャート

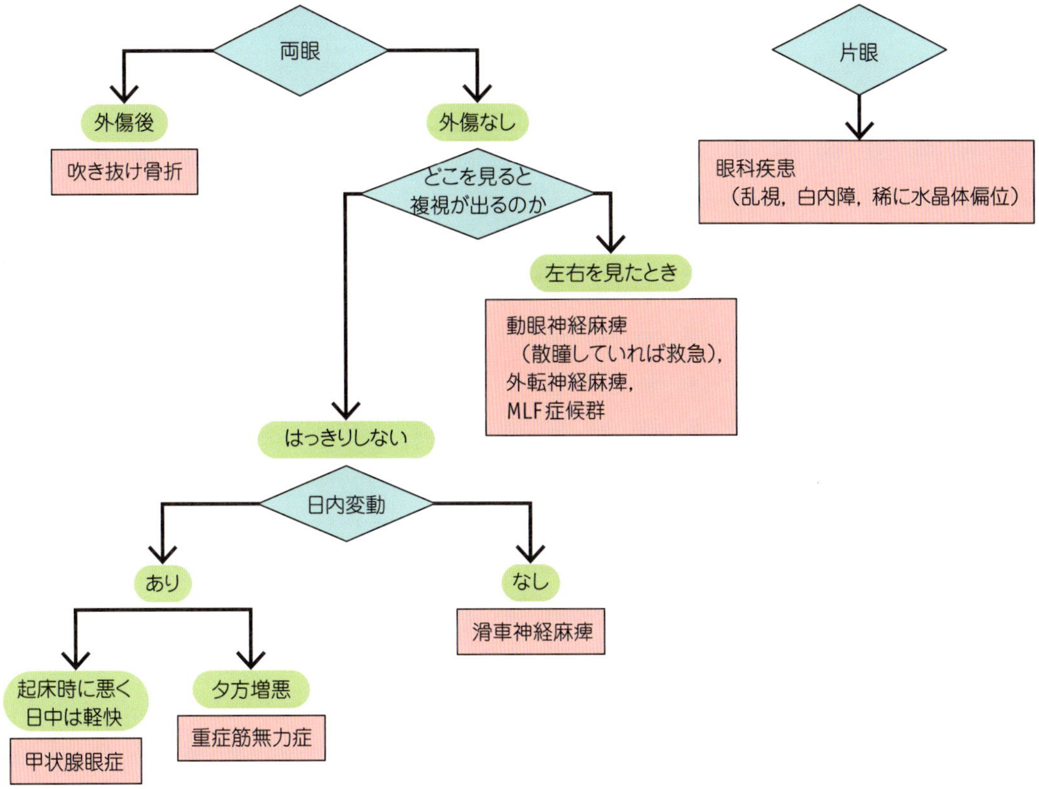

訴えはない。下垂していないこともある）。

- 散瞳している場合は動脈瘤が原因の可能性があり，脳外科での緊急対応となる。
- ただし，初診時には動脈瘤であっても1割程度は散瞳していない。この場合も1週間以内には散瞳してくるので，数日おきにチェックし，散瞳すれば即MRIを施行する。
- 散瞳してこない場合には，麻痺の自然軽快を期待して，1カ月ごとくらいにチェックする。

滑車神経麻痺

- 片眼麻痺の場合には患者は無意識に頭を傾けていることが多い（逆方向に傾けると患眼が上転し複視が悪化する）。
- 両眼麻痺の場合には顎を引いていることが多いが，眼位も眼球運動もほぼ正常のため見逃されていることが多い（眼科ではマドックス桿というレンズを使うことで検出可能）。
- 「階段が怖い」「（道路の）センターラインがクロスして見える」といった，下方視で悪化する複視を訴える。
- 外傷（頭部打撲，特に意識消失を伴った場合）で起きたり，白内障術後に視力が回復すると複視に気づくことも多い。

外転神経麻痺

- 内斜(鼻側偏位)していて外転できない。
- 複視を避けるため顔を横向きに回していることがある。

画像診断が難しい場合

- 単独神経麻痺，循環障害が強く疑われる場合，ほかの原因が否定的な場合は，経過を追うだけでもよい。
- 原因が循環障害の場合は多くが数カ月で改善する。改善がみられなければ，その時点で循環障害以外の病態を改めて検討する(例：糖尿病，高血圧などの動脈硬化性の危険因子があり，60歳以上，頭痛・眼の充血・日内変動などの随伴症状がなく，癌の既往なく，瞳孔異常を認めない，などの場合)。

2 単独神経麻痺以外

甲状腺眼症(第I章2「眼に現れる内科疾患」参照)

- 起床時に症状が悪化していて，日中は軽快する日内変動がある。
- 若い女性の複視は甲状腺眼症を疑う。

重症筋無力症(第I章2「眼に現れる内科疾患」参照)

- 夕方に悪化していく日内変動がある。

MLF(medial longitudinal fasciculus)症候群

- 内転制限はあるが輻輳は可能。対側眼の外転時眼振がみられる。
- 両側・若年者は多発性硬化症，片側・高齢者は循環障害が原因であることが多い。

3 複合神経麻痺

- 海綿静脈洞から眼窩までの障害。炎症，腫瘍，外傷，血管障害により起こる。
- 全外眼筋麻痺(動眼，滑車，外転)＋それぞれの症候群に伴う症状。
  - 上眼窩裂症候群：全外眼筋麻痺＋三叉神経第1枝麻痺。
  - 眼窩先端症候群：上眼窩裂症候群＋視神経障害。
  - 内頸動脈海綿静脈洞瘻：全外眼筋麻痺＋三叉神経第1枝麻痺，拍動性眼球突出，結膜血管の蛇行・怒張，上眼静脈の拡張。
  - Tolosa-Hunt症候群：動眼，滑車，外転の1つ以上の麻痺＋三叉神経第1，2枝麻痺。激しい眼深部痛，頭痛を生じ，有痛性眼筋麻痺と呼ばれる。海綿静脈洞部の肉芽腫性炎症によるもので，ステロイド全身投与が著効する。
  - Fisher症候群：急性発症の全外眼筋麻痺＋小脳失調。多発神経症による。

4 その他

- one and a half症候群：健側眼の外転のみ可能。脳梗塞や多発性硬化症による。
- 側方注視麻痺：両眼が同じように側方視することができなくなる。何らかの脳病変による。
- 垂直注視麻痺：松果体腫瘍や血管病変による。
- 固定内斜視：強度近視による。
- sagging eye syndrome[6]：高齢者にみられる進行性の内斜視。外眼筋を支持する靱帯の加齢変化によるもの。
- 開散麻痺・不全：眼球運動の制限はなく，遠見時のみ複視。脳幹部の外転神経より上位の障害であり，原因疾患は様々。
- 輻輳麻痺・不全：眼球運動制限なく近見のみ複視。加齢によるものなど原因は様々。
- 慢性進行性外眼筋麻痺：慢性進行性であり眼瞼下垂が初発症状。ミトコンドリア脳筋症の1つ。垂直性の運動障害から全方向の眼球運動障害へと進行する。
- 眼窩内占拠病変：腫瘍などにより眼球が圧迫されて運動障害となる。眼球突出にもなる。

4 飛蚊症

- 飛蚊症とは，何かが視界に見える症状。
- 硝子体に浮かんでいる濁りなので，眼を動かすと少し遅れて動く。白い壁や青い空を背景にするとはっきり見える。
- ほとんどが硝子体の液化による加齢現象だが，早期の治療が必要な場合もあり，飛蚊症が出てから1週間以内に眼科へ。眼底写真では診断できない。
- 原因は，出血（網膜裂孔，糖尿病網膜症，網膜静脈閉塞症，黄斑変性症などによる），網膜剝離，網膜裂孔，ぶどう膜炎，後部硝子体剝離など様々である。

網膜剝離[7]と飛蚊症

- 網膜剝離は裂孔によるもの（裂孔原性網膜剝離）と裂孔がないもの（糖尿病網膜症による牽引性網膜剝離，炎症による滲出性網膜剝離）がある。
- 裂孔原性は，外傷以外は20代の近視眼（網膜が薄くなり孔があく）と50代（後部硝子体剝離による）に発症が多い。
- 後部硝子体剝離は加齢により硝子体が縮むことで起き，これ自体は生理現象だが，剝離時に網膜裂孔をつくることがある。また剝離前に網膜を牽引することにより光視症（暗いところでも光が見える症状）が出る。

- 光視症が出た後，急に飛蚊症が増え視野が欠けてくるのは，後部硝子体剝離が起きた後に裂孔が形成され，出血，網膜色素上皮の色素が飛蚊症としてはっきり見え，網膜剝離が進み視野が欠ける，という症状である。
- 網膜裂孔だけの場合は外来でレーザー治療が可能なため，剝離が進む前に眼科受診が望ましい。診断は一般開業医でよいが，治療に必要なアルゴンレーザーを備えている眼科への紹介がベター。

文献

1) 小椋祐一郎，他：黄斑疾患に対する硝子体内注射ガイドライン．日眼会誌．2016；120(2)：87-90.（日本眼科学会ホームページよりダウンロード可能）
〔http://www.nichigan.or.jp/member/guideline/macular_disease.pdf〕
2) Nakayama M, et al：Clinical features and visual outcomes of 111 patients with new-onset acute Vogt-Koyanagi-Harada disease treated with pulse intravenous corticosteroids. Br J Ophthalmol. 2018；bjophthalmol-2017-311691.
3) Abu-Amero KK：Primary Congenital Glaucoma. GeneReviews®[Internet]. 2004.
4) Wakakura M, et al：Blepharospasm in Japan：A Clinical Observational Study From a Large Referral Hospital in Tokyo. Neuroophthalmology. 2018；42(5)：275-83.
5) Lyons CJ, et al：Cranial nerve palsies in childhood. Eye(Lond). 2015；29(2)：246-51.
6) Chaudhuri Z, et al：Sagging eye syndrome：connective tissue involution as a cause of horizontal and vertical strabismus in older patients. JAMA Ophthalmol. 2013；131(5)：619-25.
7) Feltgen N, et al：Rhegmatogenous retinal detachment-an ophthalmologic emergency. Dtsch Arztebl Int. 2014；111(1-2)：12-21.

索引

数字

5-FU® 24

欧文

A

Au-Henkind試験 9

B

Behçet's病 20
blowout fracture 45

C

cancer associated retinopathy 17

D

Dalrymple徴候 14

F

Fabry病 21
finger-to-nose convergence test 9
Fisher症候群 112

G

Graefe徴候 14
GVHD (graft versus host disease) 3, 19

H

Hirschberg法 7
HIV感染 16
Horner症候群 16, 97

I

IgG4関連疾患 93
IVH 3

M

Marfan症候群 21
MLF (medial longitudinal fasciculus) 症候群 112

O

OAS (oral allergy syndrome) 92
one and a half症候群 112

R

RAPD (relative afferent pupillary defect) 8
Roth斑 34

S

sagging eye syndrome 113
Sjögren症候群 3, 17, 18, 68
SLE 17
Sturge-Weber症候群 22
swinging flashlight test 8

T

Tay-Sachs病 21
Tolosa-Hunt症候群 112
TS-1® 24

V

Vogt-小柳-原田病 109

和文

あ

アーテン® 26
アービタックス® 24
アイクルシグ® 24
アイスパックテスト 15
アトピー性皮膚炎 21, 90
アファチニブマレイン酸塩 24
アブラキサン® 24
アマンタジン塩酸塩 25
アミオダロン塩酸塩 27
アレルギー 68
——性結膜炎 46, 90
アンカロン® 27

い

イキサゾミブクエン酸エステル 24
イスコチン® 27
イソニアジド 27
イピリムマブ 24
イブルチニブ 24
イムセラ® 25
イムブルビカ® 24
イレッサ® 24
インヴェガ® 27
インターフェロン 26, 27
移植片対宿主病 3
一過性黒内障 102
咽頭結膜熱 48

う

うっ血乳頭 31
ウイルス性結膜炎 48
ウラピジル 27

え

エサンブトール® 26
エタンブトール塩酸塩 26
エチゾラム 26
エブトール® 26
エブランチル® 27
エムプリシティ® 24
エルロチニブ塩酸塩 24
エロツズマブ 24

円錐角膜 2
——の急性水腫 104

お

オキシブプロカイン塩酸塩 9
オシメルチニブメシル酸塩 24
オプジーボ® 24
黄斑円孔 108
黄斑上膜 107

か

カイプロリス® 24
カタル性角膜潰瘍 51
カルデナリン® 27
カルフィルゾミブ 24
化学傷 41
花粉食物アレルギー 92
加齢黄斑変性 107
開散麻痺・不全 113
外眼筋麻痺 113
外傷性視神経症 44
外転神経麻痺 112
角膜移植後の拒絶反応 104
角膜異物 51, 63
角膜感染症 85
角膜上皮びらん 60
角膜白斑 81
角膜ヘルペス 63
角膜変性症 81
滑車神経麻痺 111
感染性心内膜炎 16
眼圧 9
眼窩先端症候群 17, 104, 112
眼窩蜂巣炎 59
眼球運動 7
眼球突出 97
眼瞼縁炎 59
眼瞼下垂 95
眼瞼外反 75
眼瞼痙攣 26, 94
眼瞼腫脹 89
眼瞼内反 75
眼瞼ヘルペス 83
眼瞼ミオキミア 94
眼瞼裂傷 45
眼精疲労 54
眼底出血 32
眼内炎 62
白内障術後—— 62, 102
顔面痙攣 94
癌性視神経症 17

き

キイトルーダ® 24
キロサイド®N 24
虚血性視神経症 32
巨大乳頭結膜炎 70
強膜炎 53

く

クラミジア結膜炎 50
クリゾチニブ 24
クロナゼパム 26
クロマイ® 27
クロラムフェニコール 27
クロロマイセチン® 27
隅角 28, 29

け

ゲフィチニブ 24
結核 20
結膜異物 52, 64
結膜下出血 78
結膜結石 64, 80
結膜弛緩 68, 81
結膜囊胞 80
結膜浮腫 78
瞼裂斑 82
——炎 53

こ

固定内斜視 113
抗癌剤 23
口腔アレルギー症候群 92
高血圧 13
甲状腺疾患 14

さ

サルコイドーシス 20
ザーコリ® 24
ザイボックス® 27
細菌性結膜炎 46
霰粒腫 56, 79

し

シスプラチン 24, 27
シタラビン 24
シルデナフィルクエン酸塩 27
シロドシン 27
シンナー 100
シンメトレル® 25
ジアゼパム 26
ジオトリフ® 24
ジカディア® 24
ジレニア® 25
糸状角膜炎 63, 68
視神経炎 32, 61
視神経乳頭腫脹 31
脂肪ヘルニア 83
色素残留試験 76
弱視 10
若年性特発性関節炎 18
周辺部角膜潰瘍 52
羞明 109
重症筋無力症 15
術中虹彩緊張低下症候群 27

春季カタル 69
硝子体出血 35
睫毛乱生 64, 75
上眼窩裂症候群 17, 112
上眼瞼翻転 6
上強膜炎 53
上方注視負荷テスト 15
食物アレルギー 92
食物依存型運動誘発アナフィラキシー 92

す

スティーブンス・ジョンソン症候群 19, 27
ステロイド剤 24
垂直注視麻痺 113
水疱性角膜症 2

せ

セツキシマブ 24
セリチニブ 24
セルシン® 26
ゼルボラフ® 24
接触皮膚炎 91
先天性鼻涙管閉塞 72
先天性風疹症候群 21
前房出血 44
前房蓄膿 62

そ

側方注視麻痺 113

た

タキソール® 24
タキソテール® 24
タグリッソ® 24
タフィンラー® 24
タムスロシン塩酸塩 27
タモキシフェンクエン酸塩 24, 27
タルセバ® 24
ダウン症候群 20
ダブラフェニブメシル酸塩 24
多発性硬化症 20
帯状角膜変性 82
帯状疱疹 58

ち

中心静脈栄養 3
中心性漿液性脈絡網膜症 108
中毒性視神経症 26

て

ティーエスワン® 24
テガフール・ギメラシル・オテラシルカリウム配合剤 24
デタントール® 27
デパス® 26
鉄片 42
電気性眼炎 59

と

トラメチニブ ジメチルスルホキシド付加物 24
トリヘキシフェニジル塩酸塩 26
トレミフェンクエン酸塩 24
ドキサゾシンメシル酸塩 27
ドセタキセル 24
ドライアイ 67
兎眼 75
糖尿病 12
——網膜症 33
動眼神経麻痺 96, 110
動脈硬化 13

な

ナフトピジル 27
内頸動脈海綿静脈洞瘻 112

に

ニボルマブ 24
ニンラーロ® 24
乳頭出血 34
尿細管間質性腎炎 13, 28

ね

粘膜類天疱瘡 19

の

ノルバデックス® 24, 27
嚢胞状黄斑浮腫 109

は

ハルナール® 27
バイアグラ® 27
パクリタキセル 24
パリペリドン 27
パンオプティック™検眼鏡 6
梅毒 20
白斑 35
白血病 16, 17
麦粒腫 56

ひ

ヒドラ® 27
ヒドロキシクロロキン 25
ビタミンA欠乏症 19
皮膚粘膜眼症候群 19, 27
飛蚊症 113
貧血 16

ふ

ぶどう膜炎 54, 62
フィンゴリモド塩酸塩 25
フェアストン® 24
フリバス® 27
フルオレセイン染色 3
フルオロウラシル 24
フローレス®眼検査用試験紙 3, 4
ブイフェンド® 25
ブナゾシン塩酸塩 27
プラケニル® 25

プラゾシン塩酸塩 27
吹き抜け骨折 45
複視 110
輻輳麻痺・不全 113

へ

ヘルペス 51
ベノキシール® 9
ベムラフェニブ 24
ペムブロリズマブ 24

ほ

ホモシスチン尿症 21
ホリゾン® 26
ボリコナゾール 25
ポナチニブ塩酸塩 24

ま

マイボーム腺梗塞 79

み

ミニプレス® 27

む

ムコ多糖症 21
無菌性角膜浸潤 86

め

メキニスト® 24

も

網膜静脈閉塞症 33
網膜中心動脈閉塞症 101
網膜動脈分枝脈閉塞症 103
網膜剝離 103, 113

や

ヤーボイ® 24

ゆ

ユリーフ® 27

よ

翼状片 83

ら

ランダ® 24, 27

り

リウマチ 18
リスパダール® 27
——コンスタ® 27
リスペリドン 27
リネゾリド 27
リボトリール® 26
流行性角結膜炎 48
緑内障 28, 61

る

涙小管炎 50, 74
涙小管断裂 74
涙道閉塞 75
涙嚢炎 58, 74

ろ

老人環 82

わ

ワンタキソテール® 24

著 者　石岡みさき *Misaki Ishioka*
みさき眼科クリニック院長

1989年　横浜市立大学医学部卒業
同 大学病院にて研修後，同 大学眼科大学院に在学中に，
1993年　米国ハーバード大学，スケペンス眼研究所へ留学
1996年　東京歯科大学市川総合病院眼科
1998年　両国眼科クリニック
2008年より現職

ジェネラリストのための
症候からみる眼疾患

定価（本体3,500円＋税）
2019年 2月27日　第1版

著　者　石岡みさき
発行者　梅澤俊彦
発行所　日本医事新報社　www.jmedj.co.jp
〒101-8718　東京都千代田区神田駿河台2-9
電話（販売）03-3292-1555　（編集）03-3292-1557
振替口座　00100-3-25171
印　刷　ラン印刷社

ISBN978-4-7849-6219-8 C3047 ¥3500E

電子版のご利用方法

巻末の袋とじに記載されたシリアルナンバーで，本書の電子版を利用することができます。

手順①：日本医事新報社Webサイトにて会員登録（無料）をお願い致します。
（既に会員登録をしている方は手順②へ）

日本医事新報社Webサイトの「Web医事新報かんたん登録ガイド」でより詳細な手順をご覧頂けます。
www.jmedj.co.jp/files/news/20170221%20guide.pdf

手順②：登録後「マイページ」に移動してください。
www.jmedj.co.jp/mypage/

「マイページ」

▼

マイページ中段の「会員限定コンテンツ」より
電子版を利用したい書籍を選び，
右にある「SN登録・確認」ボタン（赤いボタン）をクリック

- 会員限定コンテンツ

SN登録・確認　このボタンを押すと「会員情報変更」ページの「会員限定コンテンツ」欄が表示されます。お手元のシリアルナンバーを登録することで，該当する電子書籍，電子コンテンツが閲覧できます。

閲覧　各コンテンツタイトルのトップページが表示されます。

コンテンツ		
1336専門家による　私の治療　【2017-18年度版】	閲覧する	
季節の救急―Seasonal Emergency Medicine	閲覧する	SN登録・確認
カラーアトラス 皮膚症状110症例でみる内科疾患	閲覧する	SN登録・確認
健診・健康管理専門職のための 新セミナー生活習慣病　第2版	閲覧する	SN登録・確認
実践　子どもの漢方	閲覧する	SN登録・確認
糖尿病と骨粗鬆症―治療薬を考える	閲覧する	SN登録・確認

▼

表示された「会員限定コンテンツ」欄の該当する書名の
右枠にシリアルナンバーを入力

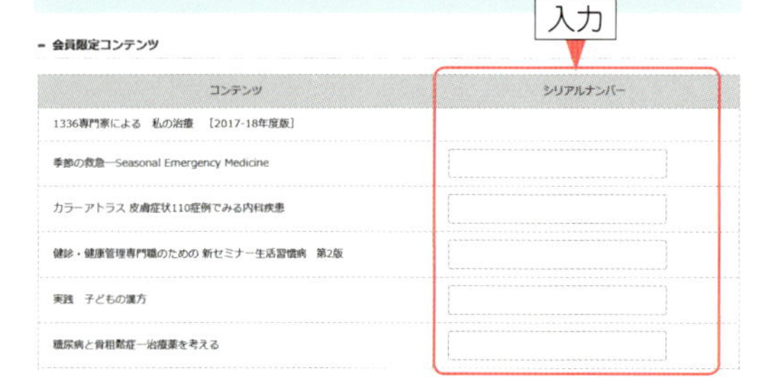

下部の「確認画面へ」をクリック

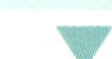

「変更する」をクリック

会員登録（無料）の手順

❶日本医事新報社Webサイト（www.jmedj.co.jp）右上の「会員登録」をクリックしてください。

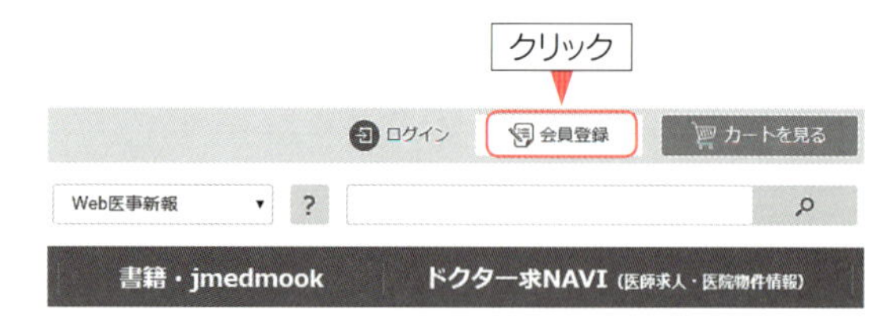

❷サイト利用規約をご確認の上（1）「同意する」にチェックを入れ，（2）「会員登録する」をクリックしてください。

❸（1）ご登録用のメールアドレスを入力し，（2）「送信」をクリックしてください。登録したメールアドレスに確認メールが届きます。

❹確認メールに示されたURL（Webサイトのアドレス）をクリックしてください。

❺会員本登録の画面が開きますので，新規の方は一番下の「会員登録」をクリックしてください。

トップ ＞ サービス紹介 ＞ 会員本登録

会員本登録

冊子版の定期購読をご契約中の方は，冊子をお届けする際の封筒のラベルを参考に会員登録をお願いいたします。
②「法人名・病院名」③「契約者名」についてはどちらか一方をスペースなしでご入力ください。
会員番号がご不明な場合は，お問い合わせフォームよりご連絡をお願いいたします。

● 入力内容について(ラベル見本)
● 会員種別について

- 直接契約会員（日本医事新報社と前金制定期購読をご契約中で，雑誌送付宛名ラベルに会員番号が記載されている方）

郵便番号（半角数字） 必須	-
法人名・病院名	
契約者名	姓　名
会員番号（半角数字） 必須	- -

会員登録

- 書店契約会員（書店様と直接，前金制定期購読をご契約中で，雑誌送付宛名ラベルに会員番号が記載されている方）

郵便番号（半角数字） 必須	-
法人名・病院名	
契約者名	姓　名
会員番号（半角数字） 必須	-

会員登録

- 新規のご登録はこちら（定期購読していない方）

会員登録 ◀ 新規の方は
こちらをクリック

❻会員情報入力の画面が開きますので，（1）必要事項を入力し（2）「（サイト利用規約に）同意する」にチェックを入れ，（3）「確認画面へ」をクリックしてください。

❼会員情報確認の画面で入力した情報に誤りがないかご確認の上，「登録する」をクリックしてください。

✂キリトリ線

電子版のシリアルナンバーが記載されています

ジェネラリストのための
症候からみる眼疾患

✂キリトリ線

キリトリ線✂